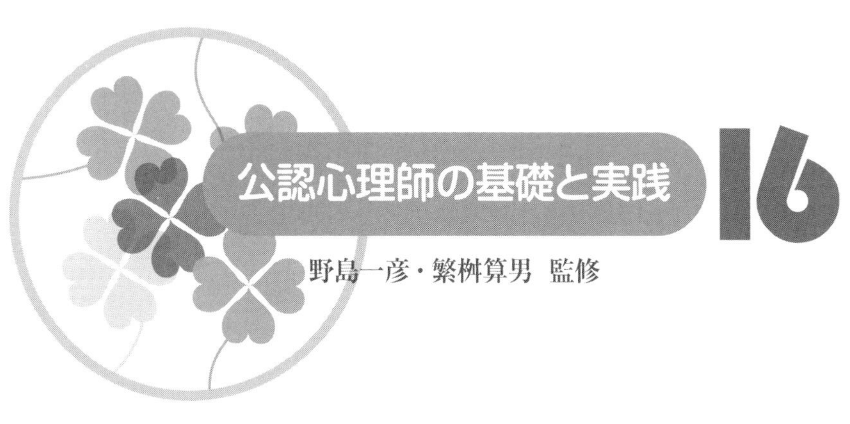

健康・医療心理学

丹野義彦　編

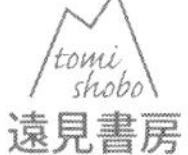

遠見書房

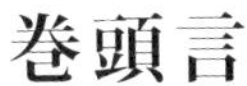

巻頭言

心理学・臨床心理学を学ぶすべての方へ

公認心理師法が2015年9月に公布され，2017年9月に施行されました。そして，本年度より経過措置による国家資格試験が始まります。同時に，公認心理師の養成カリキュラムが新大学1年生から始まります。

現代日本には，3万人を割ったとは言えまだまだ高止まりの自殺，過労死，うつ病の増加，メンタルヘルス不調，ひきこもり，虐待，家庭内暴力，犯罪被害者・加害者への対応，認知症，学校における不登校，いじめ，発達障害，学級崩壊などの諸問題の複雑化，被災者への対応，人間関係の希薄化など，さまざまな問題が存在しております。それらの問題の解決のために，私たち心理学・臨床心理学に携わる者に対する社会的な期待と要請はますます強まっています。また，心理学・臨床心理学はそのような負の状況を改善するだけではなく，より健康な心と体を作るため，よりよい家庭や職場を作るため，あるいは，より公正な社会を作るため，ますます必要とされる時代になっています。

こうした社会状況に鑑み，心理学・臨床心理学に関する専門的知識および技術をもって，国民の心の健康の保持増進に寄与する心理専門職の国家資格化がスタートします。この公認心理師の養成は喫緊の非常に大きな課題です。

そこで，私たち監修者は，ここに『公認心理師の基礎と実践』という名を冠したテキストのシリーズを刊行し，公認心理師を育てる一助にしたいと念願しました。

このシリーズは，大学（学部）における公認心理師養成に必要な25科目のうち，「心理演習」，「心理実習」を除く23科目に対応した23巻からなります。私たち心理学者・心理臨床家たちが長年にわたり蓄えた知識と経験を，新しい時代を作るであろう人々に伝えることは使命であると考えます。そのエッセンスがこのシリーズに凝縮しています。

このシリーズを通して，読者の皆さんが，公認心理師に必要な知識と技術を学び，国民の心の健康の保持増進に貢献していかれるよう強く願っています。

2018年3月吉日

監修者　野島一彦・繁桝算男

はじめに

本書は，公認心理師養成カリキュラムの科目「健康・医療心理学」に対応する教科書である。

健康・医療心理学は，公認心理師25科目の中でも重要な位置を占めている科目である。公認心理師の活躍する分野として，保健医療，福祉，教育，司法・犯罪，産業・労働の５つがあげられているが，このうち，保健医療分野は，働く心理職の人数が最も多い。大学院の心理実践実習においては医療機関での実習が必須となっており，保健医療分野の知識はとくに重視されている。保健医療は市民の「いのち」に直接かかわる分野であり，そこで仕事をするために必須の知識と技能というものがあるからである。保健医療分野の学習の中心となるのが健康・医療心理学という科目なのである。

公認心理師養成カリキュラムの各科目について，文部科学省・厚生労働省によって「含まれる事項」が定められている。「16　健康・医療心理学」には，以下の４項目があげられており，これらが学ぶべき大きな柱となる。

①ストレスと心身の疾病との関係
②医療現場における心理社会的課題及び必要な支援
③保健活動が行われている現場における心理社会的課題及び必要な支援
④災害時等に必要な心理に関する支援

本書はこの４つの柱に沿って構成した。執筆を担当したのは，健康・医療心理学の中心で仕事をされている方である。

第１部は，ストレスと心身の疾病との関係（健康心理学）について扱う。健康心理学とは，健康と病気の心理学的側面について研究し，健康の改善のために心理学の理論や方法を用いる学問領域である。これまで健康心理学の中心的課題は，ストレスの発生メカニズムや対処を研究するストレス研究である。第１部は,「ストレスの心理学と生理学」,「ストレスによる心身の疾病と行動医学」,「健康心理学とポジティブ心理学」という３つの章からなる。

第２部は，医療現場における心理社会的課題および必要な支援（医療心理学）

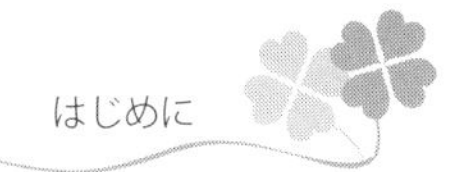

を扱う。医療心理学とは，病院や診療所などの医療機関における心理学的サービスの基礎となる学問領域である。公認心理師が働く医療機関は，これまでは精神科が最も多かったが，最近では，心療内科・内科，小児科，神経科・リハビリテーション科などの各科や，医療観察指定医療機関，高齢者医療施設，先端医療施設などさまざまな機関に広がっている。そこで，第２部は，公認心理師が働くさまざまな現場を取りあげて，患者の心理の特徴，心理アセスメント，心理的支援・介入など，必要な知識と考え方をまとめている。

第３部は，医療現場における心理社会的課題および必要な支援（健康支援の心理学）を扱っている。医療活動は，病院という枠を超えて，保健所や 地域包括支援センター，介護施設といった地域社会へと広がり，ストレスマネジメント，自殺対策，認知症，ひきこもりなど，さまざまな健康支援活動がさかんにおこなわれている。第３部では,「保健活動の現場と公認心理師」「健康支援活動」「自殺予防活動」「福祉と医療」について述べる。

第４部は，災害時等に必要な心理に関する支援（災害心理学）を扱っている。災害心理学とは，災害に対する心理的な反応や災害時の行動を研究し，被災者へのケアのために心理学の理論や方法を用いる学問領域である。大きな災害が毎年のようにおこっており，被災者に対するこころのケアは大きな社会的課題となっている。このため公認心理師は災害時に必要な支援方法を知っておく必要がある。第４部では,「災害被災者の心理と支援」について解説した。

健康・医療心理学を学ぶうえで大切なことは，正確な「知識」を学ぶとともに，それを「技能」として身につけることである。大学では，まず実践心理学の「知識」をきちんと身につけることが必要である。そのうえで，大学院や現場実習においては,「知識」を「技能」として身につける必要がある。国家試験においても，事例問題に現れているように，実践的問題解決のプロセスをきちんと身についているかが問われる。これは，要支援者の問題を的確に理解し，支援策を案出し，意思決定をおこない，支援策を実施し検証する，といったエビデンスにもとづいた実践プロセスである[注)]。単なる表面的な暗記では歯が立たない。大学で身につけた正確な「知識」を，大学院と現場実習でどれだけ「技能」としてしっかり結晶化させたかが問われる。

注）古川洋和（2020）公認心理師国家試験：これまでの出題傾向と対策―５分野の事例問題. 季刊公認心理師，1; 40-46.

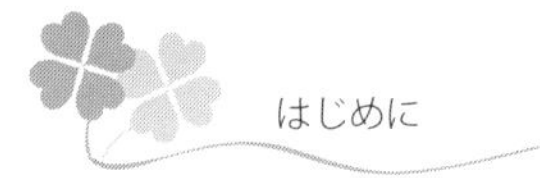

本書が公認心理師をめざす皆さまの学びの指針となり，市民の心の健康に真に貢献できる公認心理師となるための一助となれば幸いである。

2020年6月

丹野義彦

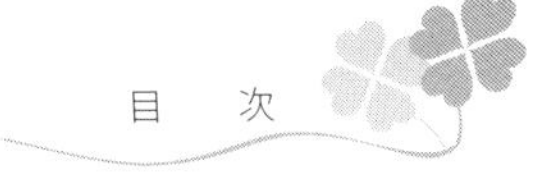

目　次

第2部　医療現場における心理社会的課題および必要な支援

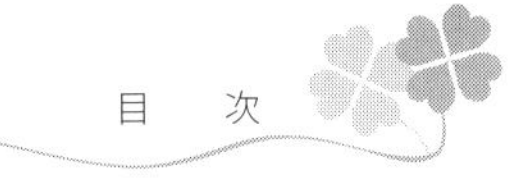

第３部　保健活動が行われている現場における心理社会的課題および必要な支援

第4部　災害時等に必要な心理に関する支援

公認心理師の基礎と実践

第 16 巻　健康・医療心理学

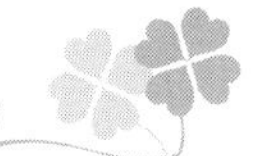

第１章

健康・医療心理学概論

丹野義彦

Keywords　健康心理学，医療心理学，健康支援の心理学，災害心理学，科学者－実践家モデル，生物心理社会モデル，チーム医療，多職種連携，エビデンスベイスト・アプローチ

Ⅰ　カリキュラムの中で「健康・医療心理学」はどう位置づけられるか

健康・医療心理学は，公認心理師 25 科目の中でも重要な位置を占める科目である。

大学で学ぶ 25 科目（文部科学省・厚生労働省，2017a）を筆者なりにまとめると，図 1 のように，A）基礎心理学，B）実践の基礎となる心理学，C）実践

		医療分野	福祉分野	教育分野	司法分野	産業分野
A）基礎心理学	A1 科学的方法論	④心理学研究法　⑤心理学統計法　⑥心理学実験				
	A2 心理機能総論	②心理学概論　⑦知覚・認知心理学　⑧学習・言語心理学　⑨感情・人格心理学				
	A3 心理機能各論	⑩神経・生理心理学	⑬障害者・障害児心理学	⑫発達心理学	⑪社会・集団・家族心理学	
B）実践の基礎となる心理学		③臨床心理学概論　⑬障害者・障害児心理学　⑭心理的アセスメント　⑮心理学的支援法				
C）実践心理学		⑯健康・医療心理学　㉑人体の構造と機能及び疾病　㉒精神疾患とその治療	⑰福祉心理学	⑱教育・学校心理学	⑲司法・犯罪心理学	⑳産業・組織心理学
D）職責と実務		①公認心理師の職責，㉓関係行政論，㉔心理演習，㉕心理実習				

図１　大学で学ぶ 25 科目の構造（丸数字は，公認心理師養成カリキュラムの必修科目の番号［文部科学省・厚生労働省，2017］）

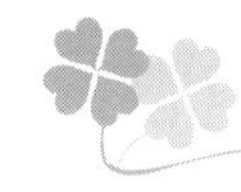

心理学，D）職責と実務の４領域に構造化することができる。

図１の１番上には，医療・福祉・教育・司法・産業の５分野が示されている。A～Dの領域には，これら５分野に特化した科目と，５分野に特化せずにまたがる科目がある。

A）**基礎心理学**は，図１に示すように，科学的方法論，心理機能総論，心理機能各論からなる。「科学的方法論」は，④心理学研究法，⑤心理学統計法，⑥心理学実験からなる。「心理機能総論」は，心の基本的メカニズムについての総論であり，②心理学概論，⑦知覚・認知心理学，⑧学習・言語心理学，⑨感情・人格心理学からなる。「心理機能各論」は，心の基本的メカニズムについての各論であり，５分野と関連づけて学ぶとよい。医療分野と結びつきが強いのは，⑩神経・生理心理学である。

公認心理師になるには，大学において基礎心理学を勉強し，科学的な考え方や判断力を身につけ，そのうえで，実践心理学の知識を身につけ，大学院の実習で技能を学ぶ。このような２階建ての構造を「科学者－実践家モデル」と呼ぶ。後述のように，科学者－実践家モデルは公認心理師の基本的な理念である。基礎心理学はこのうちの「科学者」の部分に当たる。

B）**実践の基礎となる心理学**は，図１に示すように，③臨床心理学概論，⑬障害者・障害児心理学，⑭心理的アセスメント，⑮心理学的支援法からなる。

C）**実践心理学**は，５分野ごとの実践についての知識である。医療分野では，⑯健康・医療心理学，㉑人体の構造と機能及び疾病（医学概論）と㉒精神疾患とその治療（精神医学概論）からなる。他に，福祉分野では⑰福祉心理学，教育分野では⑱教育・学校心理学，司法分野では⑲司法・犯罪心理学，産業分野では⑳産業・組織心理学がそれぞれ対応する。

なお，用語について，これまでは，実践分野の心理学を総称して「臨床心理学」と呼ぶこともあった。臨床心理学の「臨床」という言葉はもともと病院のベッドサイドを表しており，狭義では医療心理学と同じである。公認心理師では，医療分野だけでなく幅広い分野で活躍することを明示するため，「実践心理学」という用語を用いることになった。

D）**職責と実務**は，①公認心理師の職責，㉓関係行政論，㉔心理演習，㉕心理実習からなる。

図１の全体構造の中で「健康・医療心理学」を見てみると，医療分野の実践心理学の中心的な科目であることがわかる。また，⑩神経・生理心理学や，㉑人体

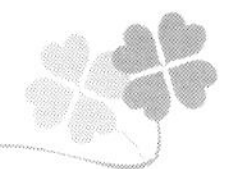

の構造と機能及び疾病（医学概論）と㉒精神疾患とその治療（精神医学概論）とも密接に関連していることがわかる。これらの科目と内容が重なることも多いので，いっしょに勉強すると理解が深まる。

５分野のうちで最も重視されているのは医療分野である。心理職の中では，医療分野で働く人数が最も多い。公認心理師試験でも出題数が最も多い分野である。大学院の心理実践実習においては医療機関での実習が必須となっており，保健医療分野の知識と技能はとくに重視されている。医療は市民の「いのち」に直接かかわる分野であり，そこで仕事をするために必須の知識と技能があるからである。こうした点からも，健康・医療心理学は，25 科目の中で要となる科目であると言えよう。

II　健康・医療心理学では何を学ぶべきか

健康・医療心理学では，どんなことを学んだらよいのであろうか。

文部科学省・厚生労働省は，各科目に「含まれる事項」を定めている（文部科学省・厚生労働省，2017b）。それによると，「16　健康・医療心理学」には，次の４項目があげられており，これらが学ぶべき大きな柱となる。

１．ストレスと心身の疾病との関係
２．医療現場における心理社会的課題及び必要な支援
３．保健活動が行われている現場における心理社会的課題及び必要な支援
４．災害時等に必要な心理に関する支援

以下では，この４つの柱に沿って，学ぶべき内容を詳しくみていこう。

また，公認心理師試験の「出題基準」（日本心理研修センター，2019）も参考になる。出題基準とは，公認心理師試験の範囲とレベルを項目によって整理し，試験委員が出題に際して準拠する基準である。出題基準は毎年改訂され，現在は「令和元年版」が公表されている。表１は，出題基準の中の「16　健康・医療に関する心理学」の項目をあげたものである。ここでも上にあげた４つが中項目としてあげられている。

表１には，これまでの公認心理師試験で出題された問題数が示されている（丹野，2020）。これまで，第１回（2018 年９月），第１回追加試験（2018 年 12 月），第２回（2019 年８月）の計３回の試験がおこなわれ，計 462 問（154 問×３回）が出題された。表１に示すように，「認知症高齢者」「精神疾患」「チーム医

表１　公認心理師出題基準における「16　健康・医療に関する心理学」（令和元年版）

（1）ストレスと心身の疾病との関係 ・生活習慣と心の健康（生活習慣病【２】，ストレス反応【２】），ライフサイクル【３】と心の健康 ・ストレス症状（うつ症状，依存，燃え尽き症候群（バーンアウト【１】）を含む） ・心身症【２】（タイプＡ型行動パターン【１】，アレキシサイミア【１】を含む） ・予防の考え方【１】（Caplan モデル）
（2）医療現場における心理社会的課題と必要な支援 ・精神疾患【多数】 ・遺伝性疾患，遺伝カウンセリング ・がん【２】，後天性免疫不全症候群〈AIDS〉，難病 ・チーム医療と多職種連携【４】，リエゾン精神医学〈精神科コンサルテーション〉 ・生活の質［quality of life (QOL)］
（3）保健活動における心理的支援 ・発達相談 ・うつ，自殺対策【６】，職場復帰支援【４】 ・依存症（薬物，アルコール，ギャンブル等）【３】 ・認知症高齢者【14】注１） ・ひきこもり【４】
（4）災害時等の心理的支援【４】注２） ・心理的応急処置〈サイコロジカル・ファーストエイド〉【２】注２） ・こころのケアチーム，災害派遣精神医療チーム〈DPAT〉 ・支援者のケア

日本心理研修センター（2019）

【　】内の数字は，これまで３回の公認心理師試験で出題された設問数（丹野，2020）

注１）「認知症」に関する出題数である。

注２）「災害時の支援」についての設問が４問出題されている。これとは別に「サイコロジカル・ファーストエイド」についての設問が２問出題されている。

療と多職種連携」「自殺対策」「職場復帰支援」「ひきこもり」「災害時の支援」などがよく出題されている。

出題基準は，おもに試験作成のためのものであって，大学での学習内容を直接あらわしたものではない。大学での学習内容を詳しく示したものとしては，「公認心理師大学カリキュラム標準シラバス」（日本心理学会，2018）がある。以下ではこれも参考にして考えてみたい。

１．ストレスと心身の疾病との関係（健康心理学）

健康心理学とは，健康と病気の心理学的側面について研究し，健康の改善のために心理学の理論や方法をもちいる学問領域である。これまで健康心理学の中心

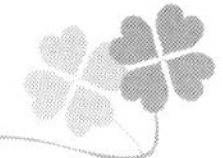

表２　シラバス例　ストレスと心身の疾病との関係（日本心理学会，2018）

中項目	小項目（含むべきキーワードの例）
A：ストレスの心理とアセスメント	ストレッサー・ストレス反応の評価尺度 ストレス－コーピング過程 トランスアクショナル・モデル ストレス緩和要因
B：ストレスの生理と心身の疾病	汎適応症候群とセリエの学説 心身症 メンタルヘルスの低下 精神神経内分泌免疫系 コルチゾール 自律神経系
C：心の健康とストレスマネジメント	ストレス・モデルに基づく ストレスマネジメント健康づくり カウンセリング リラクセーション コーピング

的課題は，ストレスの発生メカニズムや対処を研究するストレス研究である。ストレスのもとになる出来事を「ストレッサー」と呼ぶ。ストレッサーにより，交感神経系が興奮し，副腎髄質が活性化され，心拍数増加や血圧上昇といった生理学的反応があらわれ，不安やうつ，怒りなどの心理反応が生じる。これらをストレス反応と呼ぶ。ストレス反応の大きさを決めるものは，「認知的評価」と「コーピング行動」である。ストレス反応が強烈であったり長期間持続すると，精神障害や身体疾患（心身症など）が生じる可能性が高まる。ストレス研究は，生物学・医学，心理学，社会学が統合された生物心理社会モデル（後述）の典型である。

公認心理師試験の出題基準では，表１の（１）に示すように，生活習慣と心の健康（生活習慣病，ストレス反応），ライフサイクルと心の健康，ストレス症状（うつ症状，依存，燃え尽き症候群），心身症（タイプＡ型行動パターン，アレキシサイミア［失感情症］），予防の考え方（Caplanモデル）があげられている。国家試験には，いろいろな項目から広く出題されていることがわかる。

より詳しい学習内容として，表２に示すシラバス（日本心理学会，2018）をみてみよう。Ａ「ストレスの心理とアセスメント」においてストレスの心理学を学び，Ｂ「ストレスの生理と心身の疾病」ではストレスの医学（心身医学・行動医学）を学ぶ。そのうえで，Ｃ「心の健康とストレスマネジメント」で，ストレスマネジメントについて学ぶ。具体的なキーワードは表２に示されるとおりである。

表3　シラバス例　医療現場における心理社会的課題と必要な支援（日本心理学会，2018）

中項目	小項目（含むべきキーワードの例）
A：医療現場における活動の基本	多職種連携・多職種協働，チーム医療 生物心理社会モデル メディカルスタッフ 患者中心の医療 （患者の）自己決定権／（患者の）自己決定医療 医療者－患者関係
B：保健・医療における法律・制度・倫理	医療法，保健師助産師看護師法 精神保健福祉士法 社会福祉士及び看護福祉士法 情報開示・共有 患者の権利，インフォームド・コンセント 生命倫理教育
C：精神科（小児・思春期）	知的障がい，児童虐待 自閉症スペクトラム症 いじめ，不登校，家庭内暴力 ひきこもり，摂食障害 反社会的行動
D：精神科（成人期）	統合失調症 気分障害，不安障害 依存症 がん，難病，エイズ
E：精神科（高齢期）	睡眠障害 認知症 がん終末期，遺族ケア 自殺
F：医療観察法指定医療機関	医療観察法，心神喪失，触法精神障害者 高規格精神病棟

本書では，第1部において，ストレスと心身の疾病の関係について扱う。「ストレスの心理学と生理学」，「ストレスによる心身の疾病と行動医学」，「健康心理学とポジティブ心理学」という3つの章に分けて解説する。

2．医療現場における心理社会的課題および必要な支援（医療心理学）

医療心理学とは，病院や診療所などの医療機関における心理学的サービスの基礎となる学問領域である。公認心理師は，これまでは精神科で働くことが多かったが，最近では，心療内科・内科，小児科，神経科・リハビリテーション科などの各科や，医療観察指定医療機関，高齢者医療施設，先端医療施設などさまざま

G：心療内科・内科	心身症，ストレス性疾患 慢性疼痛 臓器移植，脳死 慢性疾患，生活習慣病 プライマリ・ヘルスケア
H：小児科・母子保健領域	不妊治療遺伝医療 マタニティーブルー（産褥期うつ病） 育児不安，虐待 発達障害，学習障害 小児がん，先天性疾患
I：神経科・リハビリテーション領域	てんかん，神経難病 高次精神機能障害，脳血管障害後遺症 アルツハイマー病，パーキンソン病 障害受容
J：さまざまな医療現場（高齢者医療，先端医療等）とコンサルテーション	延命治療，尊厳死，臓器移植 （高度）先駆的医療 がんの先進医療，在宅医療 心理相談，多職種連携

な機関に広がっている。患者の心理状態や心理アセスメントや心理学的介入については，各診療科の枠を越えて共通する部分も大きいが，各診療科によって異なる部分もある。

出題基準では，表１の（２）に示すように，精神疾患，遺伝性疾患，遺伝カウンセリング，がん，後天性免疫不全症候群（AIDS），難病，チーム医療と多職種連携，リエゾン精神医学〈精神科コンサルテーション〉，生活の質（quality of life；QOL）があげられている。国家試験には，精神疾患，チーム医療と多職種連携がよく出題されている。精神疾患については多数の出題があり，具体的には，統合失調症，神経性無食欲症，PTSD，解離性障害がそれぞれ２回出題されている。

より詳しい学習内容として，表３に示すシラバス（日本心理学会，2018）では，Ａ～Ｊの 10 の中項目があげられている。このうち，Ａ「医療現場における活動の基本」と，Ｂ「保健・医療における法律・制度・倫理」は総論である。Ｃ～Ｊは各論にあたり，公認心理師が働くさまざまな現場で必要な知識と考え方を学ぶ。すなわち，精神科（小児・児童期，成人期，高齢期），医療観察法指定医療機関，心療内科・内科，小児科・母子保健領域，神経科・リハビリテーション領域，高齢者医療施設，先端医療施設を扱っている。

本書では，第２部において，医療現場における心理社会的課題および必要な支

援を扱う。公認心理師が働くさまざまな現場を取りあげて，必要な知識と考え方を述べている。各章ごとに，患者の心理の特徴，アセスメント，心理的支援・介入などについて触れている。

3．保健活動が行われている現場における心理社会的課題および必要な支援（健康支援の心理学）

ここではさまざまな健康支援の心理学を学ぶ。医療活動は，病院という枠を超えて，保健所や 地域包括支援センター，介護施設といった地域社会へと広がっている。そこでは，ストレス・マネジメント，自殺対策，認知症，ひきこもりなど，さまざまな健康支援活動があり，それに関する心理学研究もさかんである。

出題基準では，表１の（３）に示すように，発達相談，うつ，自殺対策，職場復帰支援，依存症（薬物，アルコール，ギャンブル等），認知症高齢者，ひきこもりがあげられている。国家試験には，自殺対策，職場復帰支援，認知症，ひきこもりなどがよく出題されている。

表４に示すシラバス（日本心理学会，2018）では，Ａ「さまざまな保健活動」は総論にあたり，Ｂ「健康支援活動とストレスチェック」とＣ「自殺予防活動」は各論にあたる。

本書では，第３部において，保健活動現場における心理社会的課題および必要な支援を扱っている。「保健活動の現場と公認心理師」，「健康支援活動」，「自殺予防活動」について述べたあと，関連の深い福祉分野との関わりについて触れる。

表４　シラバス例：保健活動における心理的支援

中項目	小項目（含むべきキーワードの例）
Ａ：さまざまな保健活動	一次・二次・三次予防 セルフケア，望ましい健康行動の変容 ポピュレーション・アプローチ 動機づけ面接
Ｂ：健康支援活動とストレスチェック	ストレスチェック制度，労働安全衛生法 職業性ストレスに関する理論モデル 職業性ストレス簡易調査票 職場環境の改善 運動・栄養・休養による介入
Ｃ：自殺予防活動	自殺のリスク要因 社会資源の活用 社会啓発・心理教育 自殺未遂者・遺族への支援

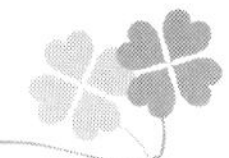

表５　シラバス例：災害時等の心理的支援

中項目	小項目（含むべきキーワードの例）
Ａ：災害時等に必要な心理に関する支援	心理的ファーストエイド 外傷後ストレス障害 レジリエンス 支援者への後方支援

４．災害時等に必要な心理に関する支援（災害心理学）

災害心理学とは，災害に対する心理的な反応や災害時の行動を研究し，被災者へのケアのために心理学の理論や方法を用いる学問領域である。1995 年の阪神・淡路大震災や 2011 年の東日本大震災をきっかけとして，被災者に対するこころのケアが重要視されるようになった。大きな災害が毎年のように日本を襲い，被災者のこころのケアを担当する職種として公認心理師にも期待が寄せられている。そのための基礎として，災害時に必要な心理に関する支援を知っておく必要がある。

公認心理師試験の出題基準では，表１の（４）に示すように，心理的応急処置（サイコロジカル・ファーストエイド），こころのケアチーム，災害派遣精神医療チーム（DPAT），支援者のケアがあげられている。国家試験には，災害時等の心理的支援，心理的応急処置（サイコロジカル・ファーストエイド）がよく出題されている。

表５に示すシラバス例（日本心理学会，2018）では，「災害時等に必要な心理に関する支援」について学ぶ。

本書では，第４部で，災害時等に必要な心理に関する支援についてまとめた。

Ⅲ　健康・医療心理学の基本となる理念は何か

健康・医療心理学で必須となる４つの基本理念についてまとめておこう。すなわち，科学者－実践家モデル，生物心理社会モデル，チーム医療と多職種連携，エビデンスベイスト・アプローチである。これらは公認心理師試験の出題基準にとりあげられている重要概念である。

１．科学者－実践家モデル

図１に示すように，公認心理師になるには，大学において基礎心理学を勉強し，科学的な考え方や判断力をしっかり身につける。そのうえで，実践の知識を身に

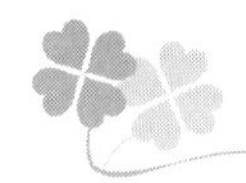

つけ，大学院の実習で技能を学ぶ。このように科学と実践の両方を学ぶという方針を科学者－実践家モデル（scientist-practitioner model）と呼ぶ。1949 年にアメリカの臨床心理学者がボールダーの地で会議をおこない，心理師になるためには，実践技能の訓練を受けるとともに，博士論文として科学性のある心理学研究論文を書く必要があるという方針を定めたのが始まりである。その後，科学者－実践家モデルは，欧米の心理職の養成に一貫して流れる理念となった（松見，2009）。ここでは，科学的な基礎心理学の方法や知識を徹底的に学び，臨床科学者として実践に活かすことが強調される（丹野，2001）。日本の公認心理師の養成においても，科学者－実践家モデルの理念が根底にある。

2．生物心理社会モデル

生物，心理，社会の３つの側面から人間を捉え，総合的に理解しようとするのが生物心理社会モデル（bio-psycho-social model）である。すべての精神疾患の発生と持続には，生物学的レベル，心理学的レベル，社会学的レベルの要因が関わっている。それぞれのレベルの影響の大きさは，疾患の種類や個人によって異なる。それぞれのレベルについて，しっかりアセスメントをおこない，生物学・心理学・社会学といった学問領域の知見を総合して考えることが大切となる。さらに，治療介入を行うに当たっても，生物学的治療（薬物療法や医学的治療），心理学的支援（心理療法やカウンセリングなど），社会的支援（家族介入，職場復帰，就労支援など）が総合的におこなわれるので，生物心理社会モデルの理念は重要である。

3．チーム医療と多職種連携

現代の医療の特徴はチーム医療（team medicine）である。医師や看護職，公認心理師，精神保健福祉士などの専門家が，分業して診療にあたる。こうしたチーム医療において，生物心理社会モデルは枠組みを提供してくれる。つまり，医師・公認心理師・精神保健福祉士という３つの職種がそれぞれのレベルの専門を生かして分業するわけである。まず，生物学レベルを担当する医師は，患者の身体面の管理と医学的治療（薬物療法など）を担当し，治療全体の責任を持つ。また，心理学レベルを担当する公認心理師は，患者の心理面の管理と心理学的支援を担当する。患者がいまどんな心理状態にあるかを把握し，それを改善し，対応を考える責任をもっている。そして，社会的レベルを担当する精神保健福祉士は，家族や職業や対人関係といった患者の社会面の管理や支援を担当する。このよう

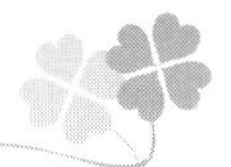

に，ひとりの患者に対して，多職種の専門家がそれぞれの専門性を生かしながら協力することを多職種連携（multidisciplinary collaboration）という。公認心理師は心理学の専門家として患者の心理面を担当するが，他の職種の専門家とうまくコミュニケーションをとりながら連携していく技能も必須となる。そのためにも生物心理社会モデルの理解が不可欠となるのである。

4．エビデンスベイスト・アプローチ

エビデンスベイスト・アプローチ（evidence-based approach）とは，エビデンスにもとづいて臨床実践をおこなうという態度のことである。ここでいう「エビデンス」とは，実証的な治療効果研究によって確認された科学的根拠のことをさしている。これまでの心理職は勘と個人的な経験にもとづいて臨床実践をおこなうことが多かったが，最近では，客観的に実証されたエビデンスにもとづいて実践をおこなうことが求められるようになった。その背景には，科学者－実践家モデルによって基礎心理学と実践心理学の交流が進み，基礎心理学の成果や方法論が実践にうまく生かせるようになったという事情がある。エビデンスベイスト・アプローチが国家レベルの政策に取り入れられた実例として，イギリスで実施された「心理療法アクセス改善」（Improving Access to Psychological Therapies）政策がある（Layard & Clark, 2014）。うつ病や不安症は国民の幸福度を下げており，その経済的損失も何兆円にもなる。「うつ病と不安障害には認知行動療法が効果がある」というエビデンスがあるにもかかわらず，セラピスト不足のために，国民は心理療法を受けられない。そこで，心理療法を希望する国民に無料で提供する心理療法アクセス改善政策が実行された。イギリス政府は多額の費用を投じて，５年間で 5,000 人の心理療法のセラピストを養成した。これにより，2008 ～ 2013 年に，38 万人が治療を受け，その 46％が回復した。このような政策は，日本の公認心理師の活動にも大いに参考になる。

Ⅳ　医療現場の公認心理師はどうな仕事をおこなうか

上で述べた基本理念が医療現場ではどのように機能しているか具体的に考えてみよう。医療現場の心理師の仕事は図２のようにあらわすことができる。以下，図２の番号に沿って説明する。

①心理アセスメントは，新しい患者（要支援者）を担当した時に，面接法や心理テストを使いこなして，患者の情報を組織的に集める仕事である。集めた情報

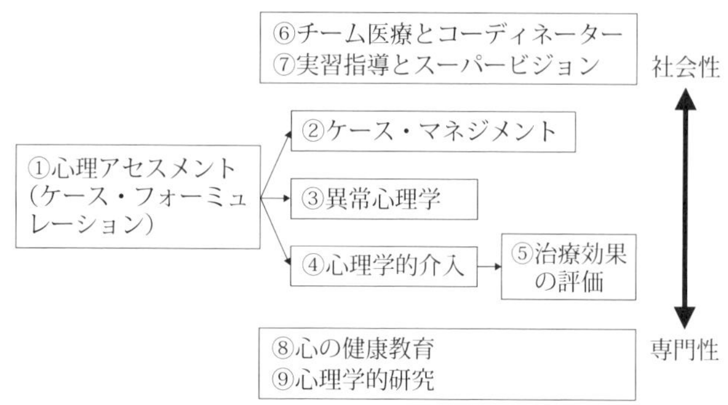

図2　医療現場の公認心理師がおこなう仕事（丹野［2009］を一部改変）

を総合してケース・フォーミュレーション（事例定式化）をおこない，病理がなぜおこっているのかを分析し，介入の方針を立てる。

②**ケース・マネジメント（事例の管理）**は，患者がいまどんな心理状態にあるかを把握し，対応を考える仕事である。生物心理社会モデルにもとづく分業の中で，医師は身体面のマネジメントを担当し，公認心理師は心理面のマネジメント，精神保健福祉士は社会面のマネジメントを担当する。

③**異常心理学**とは，患者の心理的問題がなぜ生じたのか，心理学的方法を用いて，原因やメカニズムを調べる仕事である。症状の理解（精神病理や症状をどのように理解したらよいのか），症状の発症・持続のメカニズム（どのようなメカニズムでおこり持続しているのか），介入・援助法（どのように介入・援助したらよいのか）について，科学的な知見を調べて検討する。公認心理師は，患者本人や家族への説明や，ケース会議などにおける医療チームへの説明が求められるが，そこでは原因やメカニズムについての説明が重要となる。こうした仕事を支えるのが科学的研究であり，科学者－実践家モデルが生きてくる。

④**心理学的介入**は，患者に働きかけて，心理学的方法を用いて介入し，回復をはかる仕事である。心理療法や精神療法，カウンセリングなどとも呼ばれる。その技法には多くのものがある。エビデンスベイスト・アプローチの進歩によって，ある障害にはどの技法が効果があるかが明らかになり，心理学的介入のガイドラインも多く作られているので参考になる。治療の効果をつねにモニターして，ひとつの技法に固執せず，効果のある技法を選ぶこともエビデンスベイスト・アプローチの特徴である。

⑤**治療効果の評価**は，今おこなわれている介入がどれだけ効果があるかについて，心理面での評価をおこなう仕事である。心理的介入にせよ，薬物療法にせよ，

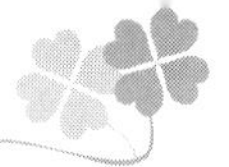

その改善は心理面に現れることが多いので，それを調べることが公認心理師の仕事となる。その場合，「かなりよくなった。あまりよくならない」といった質的・主観的な表現にとどまらず，どのくらいよくなったのかを量的・客観的に示すことが望ましい。量的に示すことができれば，医療チームが治療の経過を共有しやすいし，患者本人や家族に対する説明もしやすい。これもエビデンスベイスト・アプローチの特徴である。そのために症状尺度や症状評価面接法などのツールを用いる。

⑥**多職種連携（チーム医療）とコーディネーター**の仕事は，医師，看護師，精神保健福祉士などの多職種の専門家とうまくコミュニケーションをとりながら連携していく仕事である。これまでの心理職は，外来型の個人療法や個人カウンセリングが得意であったが，公認心理師はこれに加えて，病棟型のチーム医療の技能が必須になる。さらには，専門家の間のコーディネーターとして，その連携の中心となることも期待されている。

⑦**実習指導とスーパービジョン**も，公認心理師の大きな仕事である。公認心理師の養成においては，現場実習がきわめて大切であり，学生に対してスーパーバイザーとして指導をおこなう。学生は，スーパーバイザーを観察しながら，現場の技能を学んでいく。

⑧**心の健康教育**は，心の健康についての知識の普及をはかる仕事である。患者や家族に対する心理教育や，地域社会に対する予防教育や情報提供をおこなうことが求められる。効果的な健康教育をおこなうためには，科学的なエビデンスにもとづいて，教育的方法を駆使しておこなうことが望ましい。

⑨**心理学的研究（リサーチ）**も公認心理師の重要な仕事である。実践心理学の研究には，心理アセスメント研究，異常心理学研究，治療介入研究などがある。こうした研究活動が，実践心理学の進歩を支えている。

以上のように，公認心理師の仕事は多岐にわたる。図２の下方向は，科学的な「専門性」を深めていく方向である。一方，上方向は，連携や協働など「社会性」を追求する方向である。このように，公認心理師は，社会性と専門性という両方向の技能を求められている。こうした両方向の仕事を支える理念が科学者－実践家モデルである。こうした技能を身につけるためには，まず大学で心理学「知識」や考え方をきちんと学び，そのうえで，大学院や現場実習において，「知識」を「技能」として身につける必要がある。

◆学習チェック表

□　健康・医療心理学を構成する４つの学問領域の重要性について説明できる。
　・健康心理学　　　　　　　・医療心理学
　・健康支援の心理学　　　　・災害心理学

□　健康・医療心理学の４つの基本概念について，それぞれ説明できる。
　・科学者ー実践家モデル　　・生物心理社会モデル
　・チーム医療と多職種連携　・エビデンスベイスト・アプローチ

□　医療現場の公認心理師が身につけるべき技能について説明できる。

より深めるための推薦図書

丹野義彦・利島保編（2009）医療心理学を学ぶ人のために．世界思想社．

宮脇稔・大野太郎・藤本豊・松野俊夫編（2018）公認心理師カリキュラム準拠：健康・医療心理学．医歯薬出版．

松井三枝・井村修編（2018）病気のひとのこころ：医療のなかでの心理学（日本心理学会心理学叢書）．誠信書房．

鈴木伸一編（2016）からだの病気のこころのケア：チーム医療に活かす心理職の専門性．北大路書房．

鈴木伸一・田中恒彦・小林清香編（2018）公認心理師養成のための保健・医療系実習ガイドブック．北大路書房．

下山晴彦・中嶋義文・鈴木伸一・花村温子・滝沢龍編（2016）公認心理師必携 精神医療・臨床心理の知識と技法．医学書院．

文　　献

Layard, L. & Clark, D. M.（2014）*Thrive: The Power of Evidence-Based Psychological Therapies.* Allen Lane.（丹野義彦監訳（2017）心理療法がひらく未来：エビデンスにもとづく幸福政策．ちとせプレス.）

松見淳子（2009）アメリカの医療心理学に学ぶ．In：丹野義彦・利島保編：医療心理学を学ぶ人のために．世界思想社，pp.285-294.

文部科学省・厚生労働省（2017a）公認心理師法の施行について．

文部科学省・厚生労働省（2017b）公認心理師法第７条第１号及び第２号に規定する公認心理師となるために必要な科目の確認について．

日本心理学会（2018）公認心理師大学カリキュラム　標準シラバス．

日本心理研修センター（2019）公認心理師試験出題基準　令和元年版．

丹野義彦（2001）実証にもとづく臨床心理学．In：下山晴彦・丹野義彦編：講座 臨床心理学第１巻臨床心理学とは何か．東京大学出版会，pp.135-153.

丹野義彦（2020）公認心理師の全体的傾向―過去の出題傾向分析と 2020 年試験対策．季刊公認心理師，1; 16-24.

第1部
ストレスと心身の疾病との関係

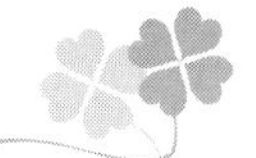

第２章

ストレスの心理学と生理学

田中芳幸・津田　彰

Keywords　ストレッサー，ストレス反応，汎適応症候群，闘争逃避反応，ライフイベンツ，トランスアクショナル・モデル，認知的評価，コーピング，ストレス・コーピング病気罹患性モデル，生物心理社会モデル

Ⅰ　はじめに

健康・医療心理学で扱うストレスは，さまざまな刺激（ストレッサー；stressor）によって心身の変化（ストレス反応；stress response）が生じるまでの一連の過程と定義できる。ストレスという用語は,「ストレスが溜まった」とか「ストレスのせいで負けた」といった具合に日常語として定着した感がある。しかし，心理学の学徒として，また心理に関する支援を要する人々に対するその学びを生かした援助者として，学術用語としての「ストレス」を正しく理解・把握することが重要となる。

たとえば，前述の「ストレスが溜まった」という場合，何か嫌な出来事等があって，心身が疲労したりイライラしたりという状態を示す反応の意味で使われている。これに対して,「ストレスのせいで負けた」という場合，原因としての嫌な出来事を指し，心身の疲弊や過覚醒を引き起こす刺激としての意味で用いられている。

学術的には，ストレスとは，反応でもそれを引き起こす刺激でもなく，生体と環境との相互作用的な交渉の中で生ずるストレスフルな関係性と，それに対抗しようとする心理的かつ生理的な努力の一連の過程である（津田・田中, 2008）（図１）。

Ⅱ　ストレスに関する科学的研究のはじまりと生理学

ストレスの用語は，もともと物体への圧力で生じる歪みを意味し，工学や物理

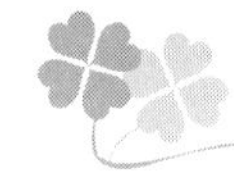

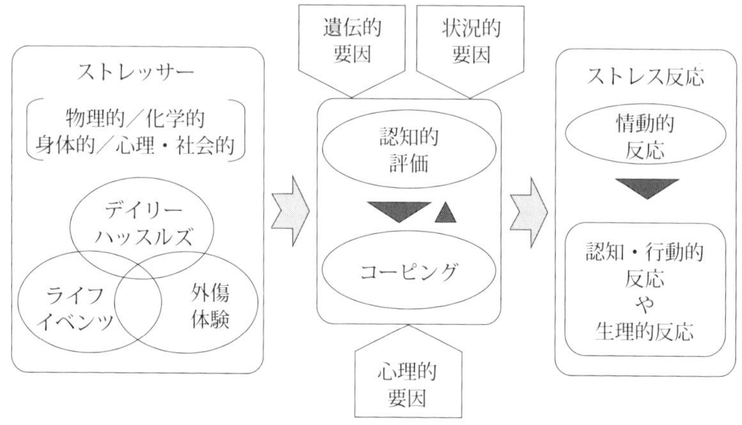

図1　ストレスのトランスアクショナル・モデル（津田・田中，2008 を一部改変）

学で用いられていた。生理学者のセリエ Selye, H. が「ストレス学説」を発表し，この語に生理学的な意味を付与したことが，現代に至る健康・医療心理学で扱う科学的なストレス研究のはじまりとなる。

1．セリエの汎適応症候群からの示唆

さまざまなストレス反応は，特定のストレッサーから生じるわけではない。セリエは内分泌系の生体反応を中心に膨大な動物実験を行い，副腎の肥大，胸腺・リンパ節の萎縮，胃と十二指腸の潰瘍といった三大兆候と呼ばれる生理的な生体反応が，ストレッサーの種類にかかわらず起こることを明らかにした。これらの反応は，外界からの要請的な刺激に対して生体が適応しようとする全般的で全身性の抵抗と疲憊（ひはい）の合目的な結果であるとして，汎適応症候群（general adaptation syndrome）と名付け，これらのダイナミックな一連の過程をストレス学説としてまとめた。それまでの医学モデルでは，例えばインフルエンザ症状はインフルエンザウィルスによって引き起こされるというように，ある症状は特定の病因によって一方向的な因果関係で発生すると考えられていた。他方セリエのストレス学説は，多因子的な考え方であり，成因が複雑に絡み合って発症する生活習慣病のような病気の仕組みの理解につながった。

ストレス学説の汎適応症候群における３段階の過程について説明する（図２）。ストレッサーに遭遇した直後には，一時的に体内の抵抗力が下がるが，生体機能が整うと平常時より抵抗力が高まる（警告反応期）。それ以降しばらくの期間は抵

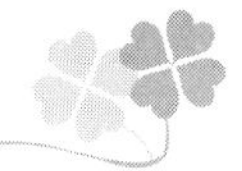

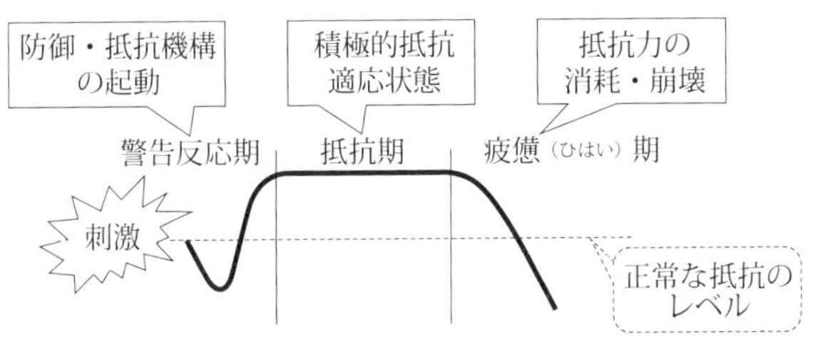

図２　汎適応症候群の過程

抗力が維持され目立った症状は消失して適応が良い状態が続く（抵抗期）。しかし，その後もずっとストレッサーが続くと，やがて生体機能は破綻をきたして抵抗力が激減してしまう（疲憊期）。

このようにストレスとは“適応”の過程全般であり，何らかの刺激（環境）によって症状が発生したり不適応状態になったりすることと同義ではない。学術的には，そのような過程を引き起こす原因としてのストレッサーと，また結果としてのストレス反応とも，明確に区別して理解することが重要となる。

ストレスをたんに心身の病気や症状を生じさせるものとして捉えるのではなく，生体が刺激（環境）に適応しようとする努力の抵抗と疲憊の過程全般として考える。つまりストレスを悪者としてばかり扱わず，ストレスを状況へ適応するための努力の過程であることを認識しておく。汎適応症候群から示唆されるこの視点は，心理的支援を必要とする人たちへの援助等に生かすために必須である。

２．闘争逃避反応とホメオスタシス

セリエが主に内分泌系の生体反応に注目したのに対し，ほぼ同時期に生理学者のキャノン Cannon, W. B. は，脅威事態での自律神経系（autonomic nervous system；ANS 系）の変化を明らかにし，報告している。イヌに吠えられたネコを用いた実験において，毛の逆立ちや筋緊張，足底発汗，呼吸数や心拍数の増加，消化活動の抑制などといった交感神経賦活を伴う緊急反応（emergency reaction）を呈することを明らかにした。ネコの緊急反応は，イヌに吠えられるという脅威から身を守るために，状況に応じて逃げ出したり闘ったりするための生体内での合目的な準備態勢であり，闘争逃避反応（fight or flight response）として広く知られるようになった。脅威が去れば，このような反応は副交感神経の賦活に伴って消退し，生体内の恒常性が回復する。

キャノンは，心療内科系の心身相関的な疾患や心身医学を支える概念のひとつ

であるホメオスタシス（homeostasis）の名付け親としても知られている。それ以前から温度等の生体外の環境が変化しても生体内部の状態がそれほど大きく変化しないこと（ベルナールによる内部環境の固定性）は観察されていた。この内部環境のあらゆる部分，生体の全体から細胞レベルまで，一定範囲内の変化に留まり生体の恒常性が維持されることを,「同質の」を意味するhomeoと「均衡状態」を表すstasisからホメオスタシスと称した。

恒常性を維持する生体内のメカニズムとして，視床下部からの情報が内分泌系や自律神経系に伝わり，免疫系も動員されることで安定化が図られる。あまりに強い，反復される，長期化したストレスが持続することによって，ホメオスタシスが破綻すると心身症などが発症すると考えられている。

3．ストレスにおける生理的過程

ストレス状況では，内分泌系や免疫系，神経系などのさまざまなシステムで精神神経内分泌免疫的変化が生じる。生物心理社会モデルに基づいて健康・医療心理学的観点から支援を行うに際して，これらストレスに応じた主要な生理的過程をしっかり理解しておくことも必要となる。そこで，セリエが主に扱った内分泌系反応とキャノンが注目した自律神経系反応について，視床下部－下垂体－副腎皮質軸（hypothalamic-pituitary-adrenal axis；HPA軸）と視床下部－交感神経－副腎髄質軸（sympathetic-adrenal-medullary axis；SAM軸）のストレスの主要な経路，およびANS系の働きについて説明する（図3）。

① HPA軸（系）

生体がストレッサーを受けて，視床下部からコルチコトロピン放出ホルモン（CRH）が放出されると，下垂体から分泌された副腎皮質刺激ホルモン（ACTH）が血流を介して副腎へ届く。その結果として，糖質ホルモンであるコルチゾールが副腎皮質から分泌される。コルチゾールは血液を介して，体内のいろいろな臓器と免疫系などに作用する。分泌されたコルチゾールはまた，視床下部および下垂体からのCRHとACTHの分泌抑制を促し,一連の反応回路を終結させる負のフィードバック作用を起動する。

コルチゾールなどの糖質コルチコイドは，血糖を高めたり抗炎症作用を促進したりして，ストレスに曝された時の生体を防衛し，恒常性の維持に寄与する。しかしながら，ストレスへの暴露が長時間であったり高強度であったりしてこれらのバランスが崩れると，免疫機能の低下や消化管の機能異常などへとつながる。

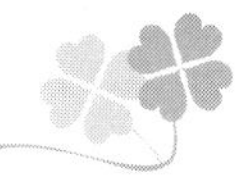

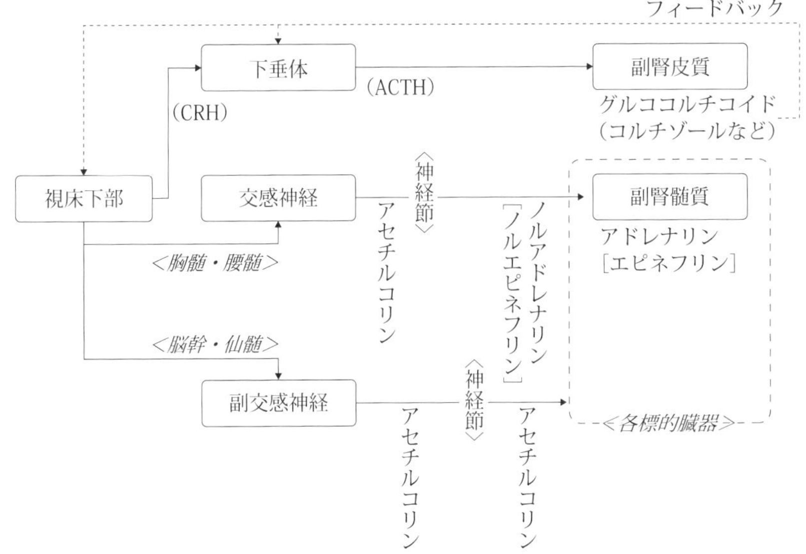

図３　ストレスの主要な生理的経路（HPA 軸（視床下部－下垂体－副腎皮質系）と SAM 軸（視床下部－交感神経－副腎髄質軸）および ANS 系（自律神経系））

先述のストレス学説の汎適応症候群の推移からもわかるように，生体はストレッサーの影響を受動的に受け，反応を呈しているわけではない。ストレッサーを排除しようとする能動的な努力と抵抗の過程（対処やコーピングと称される）として，HPA 軸を働かせている。この適応への努力の過程が疲憊することによって，免疫機能がうまく働かなくなって風邪をひきやすくなったり，消化機能不全を起こして下痢や便秘になったりする。これら種々多様なストレスに伴う身体症状はやがて，心身症などのストレス関連疾患を発症するに至る。同様に，食欲や性欲，その他の基本的な情動に関与している視床下部の過剰で持続的な興奮による HPA 軸の変調は，抑うつや不安の症状・障害といった心理的反応および精神的疾患の発症にも関連していることがわかっている。

② ANS 系と SAM 軸（系）

視床下部は自律神経系の機能を司る脳の最高器官でもある。解剖学的に自律神経系は，胸髄と腰髄から分岐する交感神経系の伝達路と脳幹と仙髄に由来する副交感神経系を有しており，意識とは無関係に生体内のさまざまな内臓器官の活動を調節している。交感神経系と副交感神経系は，それぞれの内臓器官に対して基本的には相互に拮抗して作用する。

これら遠心性の交感神経系と副交感神経系は標的臓器と直接に線維連絡（シナプス形成）しているのではなく，自律神経節という別の神経細胞を中継する。中枢神経から自律神経節までの神経連絡路は節前線維，自律神経節から標的臓器までの神経連絡路は節後線維と呼ばれる。特徴として，副交感神経系の節後線維は短い。また副交感神経系では，中枢神経から自律神経節までと自律神経節から標的臓器までの神経伝達はともにアセチルコリンという神経伝達物質を介しているが，交感神経系では自律神経節まではアセチルコリン，自律神経節から標的臓器への神経伝達はノルアドレナリンを介して行われる。

ストレス状況で交感神経系が活性すると，ノルアドレナリンが放出されてそれぞれの内蔵器官に作用する。さらにSAM軸の過程を経て，血管内へと主に分泌されたアドレナリン作用によっても，心拍や血圧，呼吸が増加し，血糖値の上昇などが生じる。これらの働きが生体に貯蓄されたエネルギーを放出し，さまざまな臓器へと効果的に酸素を供給することで，キャノンが闘争逃避反応と呼んだ緊急のストレス事態での素早い反応が可能となる。

副交感神経系の活動は，迷走神経を経て放出されるアセチルコリンの作用により心拍数を減少させる。このような副交感神経系の活動は生体内の各臓器に対して交感神経系と拮抗して働き，緊急のストレス事態からの回復を促し，休息や睡眠などの活動を導く。例えば，胃の収縮を増加させたり消化管の活動を促進したりする。つまり副交感神経系の活動は，日々の生活やストレス事態への対応を支えるために，生体がエネルギーを産生して蓄えるといった休息などの働きを促進する。

このようにANS系の働きも，生体による適応への努力の過程に他ならない。しかしさまざまなストレスの持続等によって，例えば，副交感神経系の迷走神経の活動が低下することによる心拍増加や，交感神経系の活動が持続して長期にわたる高血圧状態が生じ，動脈硬化が起こりやすくなる。また，このようなANS系のバランスが崩れた状態では，脳も含めた生体内の臓器でのエネルギー産生や供給の働きが著しく阻害されるため，ストレスに伴う心身の疲弊や破綻にもつながる。

III　心理社会的なストレス理論への展開

ストレスの科学的研究は動物を対象とした生理学に端を発するが，すぐに人間のストレス問題に関心が寄せられ，心理社会的観点での研究が展開されることになった。本項では，そのようなストレス研究の出発点となった精神科医のホーム

ズ Holmes, T. とレイヒ Rahe, R. の説と心理学者であるラザルス Lazarus, R. S. の説について述べる。

1．さまざまなストレッサー

人間の実生活におけるストレッサーは，生理学的な動物実験で用いられる電撃や絶食などの特殊な人工的刺激および操作ではない。騒音や寒冷などの物理的ストレッサーや空気汚染，悪臭などの化学的ストレッサー，身体の障害や老化などの身体的ストレッサーから対人関係および経済状況などの心理社会的ストレッサーまで，あらゆる刺激と環境が潜在的にストレッサーとなる。

ホームズとレイヒ（1967）は，日常生活の中で体験するさまざまな出来事（ライフイベンツ；life events）の衝撃の程度を再適応に要するエネルギー量とみなし，それをストレス値として定義した。彼らの尺度によれば，もっともストレスフルなライフイベンツは，配偶者の死である（生活変化ユニット［life change unit；LCU］得点は 100 点)。また結婚のような本来ならば好ましい出来事でも，生活上の変化を引き起こすという点で，LCU のストレス値は 50 点となっている。ある一定期間にライフイベンツを数多く体験するほど，ストレス反応が高く，健康上の問題も生じやすい（Rahe, 1974)。医療場面の問診で「最近，何か変わった出来事がありましたか」と尋ねる所以はここにある。

ラザルスは，ホームズらとは異なるタイプのストレッサーに注目した。些細だが，それが慢性的に持続するような日常の苛立ち事（デイリーハッスルズ；daily hassles）である。たとえば日常生活の中で，職場・学校および家庭での人間関係不和や多忙，満員電車での通勤・通学や日々の家事などをデイリーハッスルズ型のストレッサーとして考える。ストレッサーとしての曖昧さと不確実な持続性のために，個人に与える衝撃の程度は，当人の状況に対する受け止め方（認知的評価）と対応（コーピング）の在り方によって大きく左右される（Kanner, Coyne, Schaefer et al., 1981)。ストレッサーによる心身の健康に及ぼす影響の大きさは，ライフイベンツの体験よりも，些細だがそれらが持続蓄積される結果としてデイリーハッスルズの方が大きいことが指摘されている（DeLongis, Coyne, Dakof et al., 1982)。

犯罪被害や自然災害などの外傷体験は，強大なストレッサーである。他のストレッサーと比較して単回での影響性も大きく，かつ多くの人々にとって破局的な出来事になる（Mitchell & Everly, 2001)。こういった生死の危険へ直接的に遭遇したり実際に重傷を負ったりしたという体験だけでなく，そのような出来事を目撃したり近親者から聞いたりといった事柄も外傷体験になりうる。外傷的な出来事（異常な事態）を体験すると，感情の動きが激しくなったり認知的に混乱を生じたり，不眠等の過覚醒状態になったりという急性のストレス反応が生じる。しかし，これらの反応は“異常な事態での正常な反応”（窪田・向笠・林ら，2005）である。むしろ，急性ストレス反応がまったく起こらない場合の方が，ストレスの影響が遷延化され，後でいろいろな問題を呈するようになることも少なくない。

2．ストレスのトランスアクショナル・モデル

ストレスのトランスアクショナル・モデル（transactional model）によれば，ストレッサーの心身に及ぼす影響は，個人がストレッサーをいかに認知し，それに対してどのような対処をしたかといった個人の対応いかんで異なってくる。図1に示したように，ストレッサーとなりうる状況に遭遇すると，個人は3つの段階で認知的評価を行い，その評価に基づいてストレスに対処しようと試みる。この評価と対処の過程には，個人が素因として有する心理社会生物的なさまざまな要因が関わっている。

最初の段階で，人は遭遇した状況が自分にとって無関係であるか重要な意味を持つのかといった一次評価を行う。自分に危害が及んだり，損害が予想される脅威であったり，何か大切なものや人を喪失したりというように，ストレスフルなものとして評価されると，その状況はストレッサーとして機能する。その後，このストレッサーとして機能し始めた状況に対して，いかに対処すべきなのかという二次評価を行い，その評価に基づいて種々の認知的ならびに行動的な努力（コーピング）を実施する。

コーピングには大別して，ストレッサーそのものを変えようとする問題焦点型の方略と，ストレッサーにより喚起された不快な情動を軽減させようとする情動焦点型の方略がある。最後に，このコーピングがうまくできたか否かの再評価がなされ，ストレス反応の結果が決まる。うまくストレスが解決されたと認識できれば，ストレス反応は消失する。ストレスがまだ解決していないと判断されれば，ストレス－コーピング過程がもう一度繰り返される。この繰り返しがコーピングの疲労といった悪影響をもたらす。

認知的評価とコーピング，そして状況との相互作用的かつ循環的な交渉において，さまざまなストレス反応が生じる。ストレス下では，情動的，認知－行動的などの心理的システムのレベルと生理的システムのレベルで変化が生じており，これらを総称して心理生物学的ストレス反応（psychobiological responses）と呼

ぶ（津田・矢島・田中，2005)。一次評価から二次評価の過程で，まず情動的ストレス反応の種類と強度が決まる。代表的なネガティブ情動として不安や抑うつ，怒りなどを感じる。この過程において前述した HPA 軸および ANS 系などの生理的システムも付随した変化を示し，さまざまな生理的ストレス反応が生じる。同時にまた，ストレッサーの影響は認知面や行動面にも波及して，情報処理能力が損なわれたり物事への意欲が減退したりする。物事に対して否定的になったり，思考的に混乱した状態に陥ったり，行動が消極的になったり，自暴自棄的な破滅的行動も起こしやすくなる。

Ⅳ　ストレスから健康－病気への過程

ストレス―コーピング過程における生理的システムと心理的システムの変化は，最終的に個人の健康と病気の結果につながる。これら一連の過程で生じる現象を的確に体系化して理解するために，ストレス－コーピング病気罹患性モデルが提案されている（Steptoe & Wardle, 1994)。このモデルによると，ストレッサーとコーピング資源との相互作用から生じた心理生物学的ストレス反応は，心理生物学的経路と認知的－行動的経路の２つのルートを経て健康－病気の結果に影響を及ぼす（津田，2011）（図４)。

心理生物学的経路の第１は，反応亢進性のプロセスである。特定のストレス反応が過剰に活性化または抑制化されることにより，脳も含めた生体内の臓器に負荷がかかってさまざまな症状が発現する。また第２の宿主脆弱性のプロセスでは，ストレスによる免疫抵抗力の低下などにより，病気の罹患可能性が高まる。個人がすでに基礎疾患を有している第３のプロセスの場合には，ストレスが直接的にその疾患に関わる器官に作用して症状を悪化させる。

認知的－行動的経路には，特に心理学的支援の対象になりやすい３つのプロセスが含まれる。１つは，怒りや悲しみなどの情動に関連する行動が過度に表出されたり抑圧されたりする影響を介して，さまざまな心身の症状が発現しやすくなる。健康心理カウンセリングなどによって，上手な情動行動のコントロール法を身につけてもらうことが大切と思われる。第２は，喫煙，飲酒，食習慣の悪化といった健康リスク行動が，ストレス下では不健康的な依存的対処法となる。第３に，医療機関の不適切な利用を引き起こす。例えば，ストレスに伴う症状の自覚へのとらわれによって，医療機関を訪ね歩いたり，あるいは逆に，症状を無視することで取り返しのつかない状態にまで悪化させてしまったりする。健康教育な

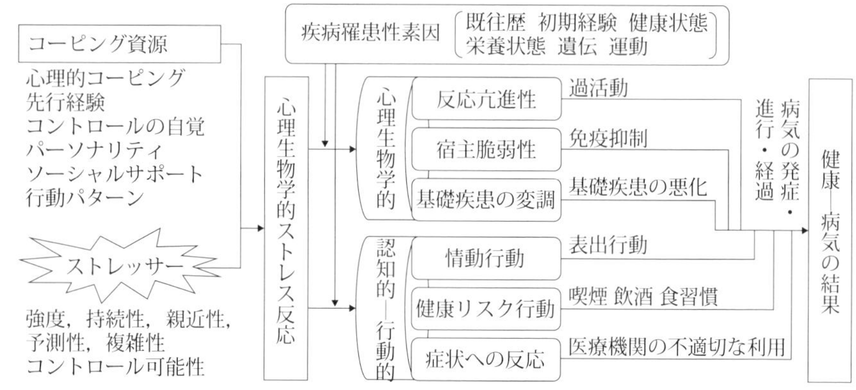

図4　ストレス―コーピングの病気罹患性モデル（津田，2001を改変）

どの心理教育を適切に実施することにより，認知的－行動的経路を介したストレス反応による健康－病気の結果を好ましいものに変えることが望まれる。

心理的支援の実際においては，心理生物学的経路と認知的－行動的経路を介する影響が個人の有する遺伝的負因と既往歴などで修飾されて，疾患に罹患する可能性が異なることにも留意する必要がある。このような視点が心理学的な支援におけるアセスメントおよびカウンセリング，教育の実践において大事となる。

V　まとめに代えて（生物心理社会モデルから見たストレス）

本章では，ストレスに関する心理学と生理学を概観することで，健康・医療心理学の学びを活用した心理的支援法の理解を深めた。最後に本章のまとめに代えて，心理的支援や心の健康教育を行う上で重要とされている生物心理社会モデル（bio-psycho-social model; BPS）から見たストレスについて説明する（図5）。生物心理社会モデルは，多元的な視点から支援を要する人々（クライエント）を理解するための枠組みである。支援を要する人々が有する問題の核心となる事柄につながるような関係性を，多面的かつ多層的に見いだし理解するための有効なツールとなる（日本心理研修センター，2018）。

個人のストレス状態とそれに伴う症状や問題を考える際には，まずは生物的（生理的）なシステムの中でとらえる必要がある。身体的な症状は表れていないか，病気に至ってはいないか，もともとの基礎疾患や病気への脆弱性があるのかどうかといった身体面についての生物的な視点でのアセスメントである。これを怠る

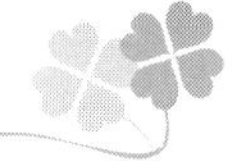

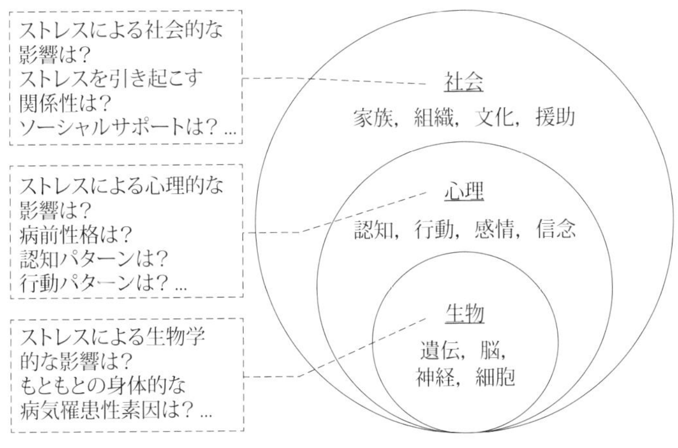

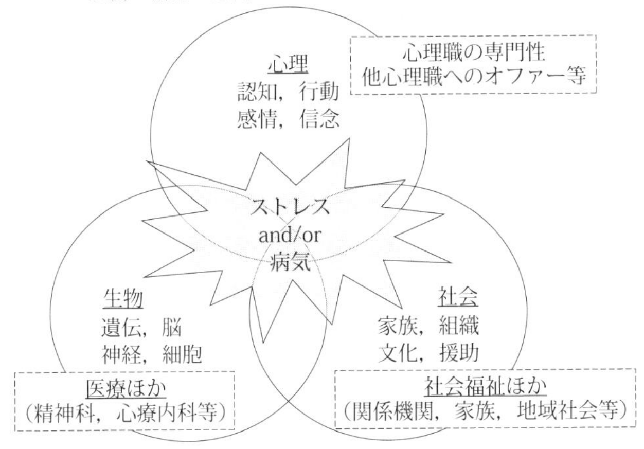

図5　生物心理社会モデルとストレス（日本心理研修センター，2018を改変）

と，重大な疾患を見落としたり，病気を悪化させたりしてしまう危険すらある。続いて，身体の基礎となる生物的な状態による影響も加味しながら，心理的システムのレベルについて考える。ストレスのために認知や行動が歪められていないか，もともとの性格はどうかなどの視点である。

これらの生物・心理システムと社会システムとしての個人が置かれた環境との相互作用も忘れてはならない。職場や学校，家庭など，ストレス状況を生み出している環境の可能性やその強度，生物・心理システムでの症状や反応が社会シス

テムにおける人間関係を悪化させている可能性などを考慮する。

その後，アセスメントを踏まえて支援の方針を決める。支援にあたっては，医療・福祉など他の関係機関や地域社会，家族との連携と協働を重視するチームアプローチを心がける。本章で見てきたとおり，ストレスは個人の心だけでなく，身体や社会的関係性などのさまざまなシステムから相互作用的に影響を受けつつ，また円環的にそれらのシステムに影響を及ぼす。心理システムにばかり目を向けることなく，心と身体を持った人間が社会という現実世界で生活していることを念頭に，生物心理社会モデルによって多元的にクライエントを理解する。その上で，各システムにおいて，問題へ対応するにもっとも相応しい諸機関および他専門職等との連携と協働を行いつつ，多面的にクライエントを支える。このことこそが，クライエントの心理的安定を図ることにもなり，より高いレベルの健康とウェルビーイングの営みへと導くことにつながると考える。

◆学習チェック表

- □　ストレッサーからストレス反応に至る一連の過程を理解した。
- □　生理的および心理的なストレス反応の存在を理解した。
- □　ストレスから健康ー病気への繋がりを理解した。
- □　生物心理社会モデルでストレスを捉える必要性を理解した。

より深めるための推薦図書

河野友信・石川俊男編（2005）ストレスの事典．朝倉書店．

熊野宏昭（2007）ストレスに負けない生活─心・身体・脳のセルフケア．ちくま新書．

二木鋭雄編（2008）ストレスの科学と健康．共立出版．

文　献

DeLongis, A., Coyne, J. C., Dakof, G. et al.（1982）Relationship of daily hassles, uplifts, and major life events to health status. *Health Psychology,* 1; 119-136.

Holmes, T. H. & Rahe, R. H.（1967）The social readjustment rating scale. *Journal of Psychosomatic Research,* 11; 213-218.

Kanner, A. D., Coyne, J. C., Schaefer, C. et al.（1981）Comparison of two modes of stress measurement: Daily hassles and uplifts versus major life events. *Journal of Behavioral Medicine,* 4; 1-39.

窪田由紀・向笠章子・林幹男ほか（2005）学校コミュニティへの緊急支援の手引き．金剛出版．

Mitchell, J. T. & Everly, G. S.（2001）*Critical Incident Stress Debriefing.*（高橋祥友訳（2001）緊急事態・ストレス・PTSD 対応マニュアル．金剛出版．）

日本心理研修センター監修（2018）公認心理師現任者講習会テキスト．金剛出版．

Rahe, R. H.（1974）Developments in life change measurements. In: Dohrenwend, B. S. &

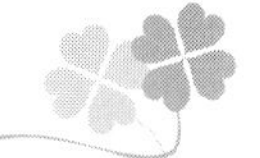

Dohrenwend, B. P. (eds.): *Stressful Life Events*. Wiley, pp.48-62.

Steptoe, A. & Wardle, J. (eds.)（1994）*Psychological Processes and Health*. Cambridge University Press.

津田彰（2001）．ストレス－コーピング病気罹患性モデル．In：日本ストレス学会・財団法人パブリックヘルスリサーチセンター監修：ストレス科学事典．実務教育出版，pp.569-570.

津田彰・田中芳幸（2008）ストレスに対する生体の応答　心理．In：二木鋭雄編：ストレスの科学と健康．共立出版，pp.80-87.

津田彰・矢島潤平・田中芳幸（2005）ストレスと心理．In：河野友信・石川俊男編：ストレスの事典．朝倉書店，pp.46-51.

第3章

ストレスによる心身の疾病と行動医学

野村　忍

Keywords　ストレス学説，緊急反応，精神神経免疫学，人間環境モデル，心身症，タイプA行動パターン，アレキシサイミア，行動医学，予防医学モデル，ストレスチェック制度

Ⅰ　ストレスと心身の疾病

1．ストレス学説

キャノン Cannon, W. B.（1953）は，ネコのそばに犬を連れてきて激しく吠えつかせ，その時のネコの身体的変化を詳細に検討し，緊急事態では血圧の上昇，脈拍の増加，筋肉の緊張，呼吸数の増加などの一連の身体的変化が生じることを明らかにした。彼は，この緊急事態での生体の反応を「緊急反応」と呼び，その際必要なのが副腎髄質から分泌されるアドレナリンであるとしている。その後，交感神経終末から放出される伝達物質がノルアドレナリンであることが明らかにされ，彼の説は「情動－交感神経学説」とも言われている。これらの反応は，生体が外敵から身を守るための「闘争逃走反応」をするための準備状態を形成する生体防御反応として理解されている。

ストレス学説を提唱した有名なセリエ Selye, H.（1946）は，「ストレスとは生体の中に起こる生理的・心理的な歪みであり，このストレスを作るものが外から加えられたストレッサーである」と述べている。彼は，動物実験で多彩な有害刺激を加え続けた結果，警告反応期，抵抗期，疲憊期をへて，①胸腺・リンパ組織の委縮，②胃潰瘍，③副腎皮質の肥大という3主徴が起こることを明らかにし，これを General adaptation syndrome（汎適応症候群または全身適応症候群）と呼んだ。そして，これらの変化を引き起こすのは副腎皮質の機能亢進（糖質コルチコイドの分泌増加）と結論した。現在でも，ストレスに対する生体の反応としての視床下部－下垂体－副腎系（Hypothalamic-pituitary-adrenal axis: HPA 軸）の賦活はストレス研究の主流となっている。

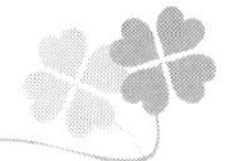

免疫学者であるエイダー Ader, R. は，その著書である“*Psychoneuroimmunology*”（精神神経免疫学；1981）の中で，「人間の精神状態は，生体防御機能に影響を及ぼす。つまり，人間の積極的，建設的な精神状態と，悲哀，抑うつ，不安状態とでは，感染，アレルギー，自己免疫疾患，さらには癌に対する生体の抵抗力が異なっている」と述べている。古くから「病いは気から」と言われてきたことを分子生物学のレベルで解明しようとする新たな研究分野と言える。また，久保（2009）は，「神経系，内分泌系，免疫系は，これまで独立の系として扱われていたが，ストレッサーに対して内部環境の恒常性を維持する上で，これら３つの系は情報伝達の仕組みを共有して，総合的に生体調節系として働いている」と述べている。有害刺激に対する生体防御の仕組みには，先に述べたような情動－交感神経学説で強調される神経系，HPA 系に代表される内分泌系，さらには免疫系が重要な系として働いている。

ストレッサーは非特異的刺激であり，物理的なもの（暑さ，寒さ，騒音など），化学的なもの（大気汚染，有害物質，アルコール，タバコなど），生物学的なもの（細菌，カビ，ウイルスなど）と心理社会的なもの（心理的な悩み・葛藤，人間関係など）があげられている。最近では，心理社会的ストレッサーと内的なストレス状態を明確に区別することが難しいことから，両者をともにストレスと呼ぶようになっている。ストレスとはすべてネガティブなものかというとそうではなく，適度な刺激は交感神経系を賦活し抵抗力をつけるように働き，セリエ自身も「ストレスは人生のスパイスである」と述べているようにポジティブな面もある。これを快ストレス（eustress）と言う。これに対して不快ストレス（distress）とは，過剰なストレス，慢性的に長く続くストレスである。ここで，過重負荷であるかどうかは，外部からの要求と個人の対処能力のバランスにより異なり個人差が大きい。

2．ストレス反応のあらわれ方

レビ Levi, L.（1987）は，人間と環境との関連の中に図１に示すようなストレス性疾患のモデル（human ecological model）を提唱した。すなわち，自然環境および社会構造・社会的プロセスから，種々の心理的・社会的，物理的ストレッサーが生じ，それに個人の心理的・生物学的プログラムがあいまって，ストレス反応として情動的，認知的，行動的，生理的反応が生じ，それが病気の前段階（準備状態）をつくり，さらには不健康状態～ある疾病に進展していくというものである。ここで，社会的支援（ソーシャル・サポート），ストレス処理能力は，これ

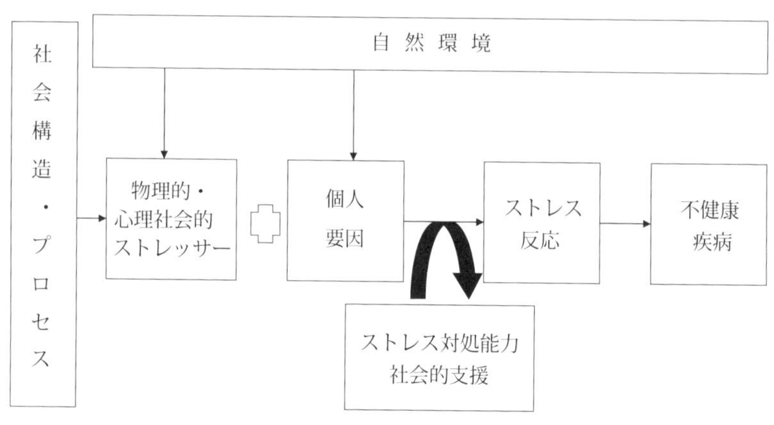

図1　人間と環境との関係の理論モデル（Levi, L., 1987，下光，1992 を改変）

らのプロセスに対する緩衝要因として働くとしている。

このようにストレスの影響は，不快な危機的な心理的変化（不安，緊張，過敏，抑うつ，焦燥，混乱などの情動的反応），認知的反応（集中困難，記憶障害，知覚障害など）とそれに伴う生理反応（疲労，倦怠感，頭痛，動悸，息苦しさ，めまい，ふるえ，発汗などの自律神経症状）とそれらの不快な状態を解消するための行動反応（せかせか行動する，タバコを吸う，アルコールを飲んで気分を紛らわす，八つ当たりなど）としてあらわれる。行動反応は，生活習慣やライフスタイルと密接に関連しており，このようなストレスによる不適切な生活習慣がさまざまな身体疾患を招来することは周知の事実であり，「生活習慣病」という呼称が用いられている。

これらの反応のあらわれ方には，個人の体質，性格，ストレスの認知の仕方の差によって一定の傾向があり，心理的にあらわれやすい人，行動にあらわれやすい人，身体的にあらわれやすい人などの特徴がある。

こうした一連のストレス反応は，本来環境刺激に適応するための生体防御反応であるが，過剰なストレスや長期間続く慢性的なストレスでストレス解消がうまくいかないと心身が疲憊してさまざまな障害として現われる。

II　心身症とは

1．心身医学

心身医学は，アメリカにおいて 1940 年代に，精神分析の立場から身体疾患へ

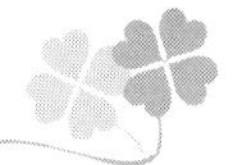

のアプローチとして誕生し，当初は心因論的な病因を重視していた。歴史的には大きく3期に分けられ，①ヒステリーや不安神経症などの神経症における心身相関の研究，②気管支喘息，消化性潰瘍，甲状腺機能亢進症などの心身症における心身相関の研究，③広く一般身体疾患における心身両面からアプローチ，である。最近では，CT，PET，fMRI，脳磁図，NIRSなどの脳画像解析をベースにした脳科学研究の促進により，心身相関から心－脳－身相関医学へと発展しつつある（久保木ら，2012）。

Engel, G. L.（1977）は，従来の生物医学をベースとした医療（Biomedical model）から，心理社会的側面も考慮したBio-psycho-social medical modelへの転換を主張した。さらに，池見（1983）は，生態学，倫理学をも加えたBio-psycho-socio-ecological（ethical）な医療モデルを提唱し，全人的医療の重要性を述べている。

したがって，心身医学とは，患者を身体面だけではなく，心理面，社会面をも含めて総合的，統合的にみていこうとする医学で，全人的医療と同義語と言える。全ての患者には，多かれ少なかれ心理社会的な問題が関与しているので，心身医学は臨床医学の基幹として重要である。今日では，心療内科以外の臨床各科でも「全人的医療」は共通語として用いられ，医療モデルの基本的理念として受け入れられている。

2．心身症とは

日本心身医学会によれば，心身症とは，「身体疾患の中で，その発症や経過に心理社会的因子が密接に関与し，器質的ないしは機能的障害が認められる病態。ただし，神経症やうつ病など，他の精神障害に伴う身体症状は除外する」と定義されている（心身医学の新しい指針，1991；表1を参照）。したがって，「心身症」は独立した疾患単位ではなく，種々の身体疾患の中で，心理社会的要因が密接に関与している病態を「心身症」と考え，心身両面から治療して行こうというものである。ちなみに，医療保険制度の診療報酬点数表においては，「心身医学療法とは，心身症の患者について，一定の治療計画に基づいて，身体的傷病と心理・社会的要因との関連を明らかにするとともに，当該患者に対して心理的影響を与えることにより，症状の改善又は傷病からの回復を図る治療方法を言う」と規定されている。

西間ら（2002）は，代表的な心身症として，慢性疼痛，緊張型頭痛，片頭痛，摂食障害，機能性ディスペプシア，過敏性腸症候群，アトピー性皮膚炎，気管支喘息などをとりあげ，EBM（evidence based medicine）に基づいた，またexpert

表1　心身医学的な配慮が特に必要な疾患（いわゆる心身症とその周辺疾患）
（心身医学の新しい治療指針［1991］を改編）

1．呼吸器系	気管支喘息，過換気症候群，神経性咳嗽など
2．循環器系	本態性高血圧症，本態性低血圧症，起立性低血圧症，冠動脈疾患（狭心症，心筋梗塞），一部の不整脈など
3．消化器系	胃・十二指腸潰瘍，急性胃粘膜病変，慢性胃炎，non-ulcer dyspepsia，過敏性腸症候群，潰瘍性大腸炎，胆道ジスキネジー，慢性肝炎，慢性膵炎など
4．内分泌・代謝系	神経性食欲不振症，神経性過食症，甲状腺機能亢進症，単純性肥満症，糖尿病など
5．神経・筋肉系	筋収縮性頭痛，片頭痛，慢性疼痛，痙性斜頸，書痙，自律神経失調症など
6．小児科領域	気管支喘息，過換気症候群，消化性潰瘍，過敏性腸症候群，神経性食欲不振症，神経性過食症，周期性嘔吐症など
7．皮膚科領域	慢性蕁麻疹，アトピー性皮膚炎，円形脱毛症，汎発性脱毛症，多汗症，接触皮膚炎など
8．外科領域	腹部手術後愁訴（いわゆる腸管癒着症，ダンピング症候群その他），頻回手術症など
9．整形外科領域	慢性関節リウマチ，全身性筋痛症，腰痛症，背痛症，多発関節痛など
10．泌尿・生殖器系	夜尿症，遺尿症，神経性頻尿など
11．産婦人科領域	更年期障害，自律神経失調症，術後不定愁訴，月経前症候群など
12．眼科領域	眼精疲労，本態性眼瞼痙攣，視野狭窄など
13．耳鼻咽喉科領域	耳鳴，眩暈症（メニエール病，動揺病），心因性難聴など
14．歯科，口腔外科領域	顎関節症，牙関緊急症，口腔乾燥症，三叉神経痛，舌咽神経痛，義歯不適応症，舌痛症など

consensusで補完した診断・治療ガイドラインを提案している。

3．タイプA行動パターンと虚血性心疾患

一定の疾病に一定の性格傾向があるということは古くから注目されていたが，この関連をはじめて各種疾患について系統的にまとめたのはダンバーDunbar, F.（1954）である。彼女は，その著書の中で狭心症患者に特有な性格として，攻撃的で活動的で野心的な性格をあげ，これをCoronary personality（冠動脈性格）と名付けている。その後，多くの見解が述べられてきたが，フリードマンFriedmanとローゼンマンRosenman（1960）は，性格のみならず体質や行動型などを含め

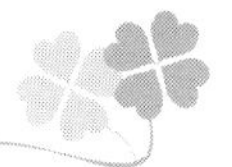

た一定の行動パターンとの関連を主張した。すなわち，彼らが behavior pattern A と名付けたタイプＡ行動パターンである。その特徴として，性格面では競争的，野心的，精力的であり，行動面では機敏，性急でつねに時間に追われて，多くの仕事に巻き込まれており，身体面では高血圧や高脂血症が多いことを指摘している。ローゼンマンら（1975）は，北米西海岸共同研究においてタイプＡの人々は，これと正反対のタイプＢの人々に比べ，より高率に虚血性心疾患が発症し，その相対的危険率は約２倍であったことを報告した。その後，彼ら（1986）は急性心筋梗塞患者を対象にタイプＡ行動パターンからタイプＢへの行動修正プログラムにより，心筋梗塞の再発率の低減に成功している。その後も，タイプＡ研究は精力的に進められてきたが，当初ほど虚血性心疾患の発症危険率の明確な差異は見いだせなくなった。その原因としては，タイプＡ行動パターンの評価法の問題があり，当初の構造化面接法による判定から質問紙法による判定に変わったことが挙げられる。現在では，タイプＡ行動パターン全体というよりもよりハイリスクな構成要素である「怒り・敵意性」との関連に焦点があてられている。

４．アレキシサイミアと心身症

アレキシサイミア（Alexithymia）は，米国のシフネオス Sifneos, P.E.（1973）らによって提唱された概念で，ギリシャ語の a（lack），lexie（word），thymos（emotion）に由来する合成語である。日本では，「失感情症」あるいは「失感情言語化症」と訳されている。その特徴は，①想像力が貧弱，心理的葛藤の言語化が困難，②情動の感受とその言語表現が制限されている，③感情の表出に乏しい，④面接者とのコミュニケーションが困難というものである。彼は，こういった心理的特徴が心身症患者の身体症状の発現に関与していると考えた。その後，アレキシサイミアと心身症との関連についての多くの研究が報告されたが，一貫した結果が得られていない。その理由としては，心身症の中にも多様な病態・多様な要因があり一元論的に論じることが難しいことと，アレキシサイミアの評価尺度の問題がある。後者については，小牧ら（2003）が，日本語版 Toronto Alexithymia Scale（TAS-20）の開発段階で，「感情の同定困難」，「感情の伝達困難」，「外的志向」の３つの因子のうち，第３因子「外的志向」が収束的妥当性に課題ありとしているように，必ずしも評価基準が定まっているわけではない。守口（2011）は，アレキシサイミアの脳画像研究をまとめ，外的な情動刺激への鈍麻と身体感覚への過敏さという脳機能特性がアレキシサイミアの身体症状発現に影響している可能性に言及している。

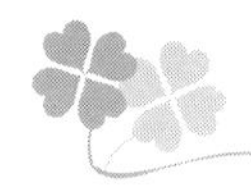

一方で，池見（1980）は，アレキシサイミアの概念を発展させ失体感症（Alexisomia）を提唱した。身体症状に対する気づきが少なく，無理を重ねて遂には心身症を発症するとしている。

Ⅲ　行動医学とは

行動医学の草創期は，何と言っても「タイプA行動パターンと虚血性心疾患」の研究がメインテーマであろう。それまで，精神分析の立場から「性格と疾患」についてのアプローチはあったものの，行動レベルに焦点をあて，大規模な予測的研究成果によりタイプA行動パターンが心筋梗塞のリスクファクターであると認知されるようになった。さらに，タイプAからタイプBへの行動変容により心筋梗塞の再発を予防するという研究は衝撃的であった。その後，全体としてのタイプA行動パターンから，よりハイリスクである「怒り・敵意性」の研究へと受け継がれてはいるが，行動変容が種々の慢性疾患の治療に広く応用される嚆矢となり，今日の行動医学の理念が形成されることとなった。

その後，禁煙行動，肥満・糖尿病，高血圧，摂食障害，慢性疼痛などに対する行動変容による治療成果が報告されている。最近では，生活習慣病あるいはメタボリック症候群には，生活習慣の改善を主とした保健指導が必須とされているように，行動変容による治療は日常臨床の中にしっかりと根付いている。

行動医学とは，「健康と疾病に関する心理・社会学的，行動科学的および医学生物学的研究を進め，これらの知見を統合の上，疾病の予防，病因の解明，診断，治療およびリハビリテーションに適用することを目的とする学際的学術」（国際行動医学会憲章，1993）と定義されており，その研究領域は，基礎的な脳－身体相関の解明から，臨床診断と治療，さらには疾病予防および健康増進のための公衆衛生活動まで多岐にわたっている。日本の心身医学は行動医学と，研究者，研究領域，研究対象とも重複することが多く，密接に関連する領域といえる。ただし，行動医学では，心身医学の基礎・臨床医学に加えて，公衆衛生学を中心とした社会医学や心理・行動科学をも含んだ学際的領域であることをその特徴としている。

現在，日本の医学教育は国際的な認証を受けるための教育カリキュラムに改定されつつある。その中で「行動科学・行動医学」は必須項目となっており，各大学医学部ではその対応に追われている。日本行動医学会では，こうした背景もあって『行動医学テキスト』（2015）を出版したので参考にしていただくと幸甚で

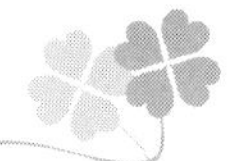

ある。

Ⅳ　予防医学モデル

キャプラン Caplan（1964）は，予防を一次予防，二次予防，三次予防の３段階に分けている。疾病の予防というと発病の阻止と考えるのが通常であるが，疾病の自然史を考えると全過程での予防対策が重要となってくる。

一次予防とは，疾病の発生を未然に防ごうとするもので，健康増進と特異的予防に分かれる。一般的な健康増進としては，生活習慣・ライフスタイルの改善（飲酒，喫煙を含めた食行動，スポーツ・運動，余暇の活用など）・ストレス解消がある。特異的予防としては，原因が明らかな健康障害に対する対策で，ある種の感染症に対する予防接種，労災事故未然防止，職業病予防対策，ストレスチェック制度などがある。

二次予防とは，スクリーニングなどを用いて，疾患を早期に発見－対処することである。早期発見には，健康診断，人間ドックなどで種々の検査を行い，有所見者に対して再検査，精密検査，治療あるいは生活指導など必要な措置を講じる。メタボリック症候群に対する生活・保健指導がその代表的なものである。身体疾患に限らず精神疾患でも早期発見・早期対処が，慢性化～難治化を防ぐ最良の方法である。

三次予防は，厳密な意味では予防ではないが，罹患した病気の再発・悪化を防ぐためのもので，社会復帰・環境調整，機能回復・リハビリテーションなどが含まれる。最近普及してきた，うつ病患者への復職支援・リワークプログラムはその良い例である。

Ⅴ　ストレスチェック制度

2015年12月より改正労働安全衛生法の実施にともない，世界に類を見ないストレスチェック制度が始まった。職場のメンタルヘルス対策の中でも一次予防に重点をおき，メンタルヘルス不調者の未然防止という目標を達成するための有力な制度として期待されている。ここでは，ストレスチェックのツールと高ストレス者の面接指導について，概説する。

1．ストレスチェックのツール

厚生労働省のマニュアルによれば，ストレスチェックのツールとしては，「職業性ストレス簡易調査票」が標準とされている。職業性ストレス簡易調査票は，米国労働安全衛生研究所（NIOSH）で開発された職業性ストレス調査票をベースに日本版として作成された（下光・小田切，2004）。職場のストレッサー（ストレス要因）17 項目，心身のストレス反応 29 項目，修飾要因（ソーシャル・サポートなど）11 項目の計 57 項目で構成されている。簡便であり，かつシンプルな構成で，多方面で研究が進められている。当初は，個人に対するストレスへの気づきと対処を促進する目的であったが，その後「仕事のストレス判定図」を用い，職場環境改善にも応用されている。

マニュアルの中では「高ストレス者」の定義がされていないが，操作的に心身のストレス反応がある基準点よりも高いことをもって「高ストレス者」とされている。ちなみに，ストレスチェックのツールとしては，上記の職業性ストレス簡易調査票以外でも選択可能となっており，各事業所の衛生委員会の審議をふまえて決定することとなっている。その場合，少なくとも①仕事のストレス要因，②心身のストレス反応，③周囲のサポートの３領域を含んだものとされている。すでに先行してストレスチェックを実施している企業も多く，その場合は経年変化をみるという点でも，従来のツールを継続することも有意義であると考える。

また，二次予防としての「高ストレス者」に対する面接指導も重視されている。「高ストレス者」と判定された場合，産業医等の面接を受けて保健指導するとともに必要な就業上の措置を勧告することになっている。実情は，面接勧奨されても面接申し出者が少ないことが報告されており，せっかくのストレスチェックの成果が出ないことが危惧されている（野村，2017）。

ストレスチェック制度の中では，主に産業医がストレスチェック実施者となり，面接勧奨，面接指導，就業上の配慮などを包括して行うことになっているが，産業保健スタッフのマンパワーあるいはスキル不足により，必ずしも十分に機能しているとは言い難い現状である。

2．高ストレス者の面接指導

ストレスチェックの主な目的は，一次予防としての「労働者のメンタルヘルス不調の未然防止」であり，各個人へのストレスへの気づきを促すとともに職場環境改善につなぎにくいのが現状である。産業保健スタッフとしては，産業医の他，

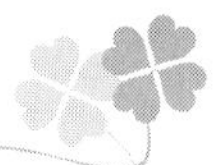

保健師あるいは看護師，精神保健福祉士があげられているが，今後は公認心理師もその一員として活動することが期待されている。また，事業上外資源（医療機関，地域の産業保健センター，健診機関，EAP 機関など）と連携して進めることが必要となる。

Ⅵ　まとめ

本章では，ストレスによる心身の疾病というテーマで，ストレス学説，心身医学・心身症の考え方，心身医学と行動医学との関連，トピックスとして，タイプA行動パターン，アレキシサイミアをとりあげ概説した。また，予防医学モデルと最近のストレスチェック制度との関連について述べ，予防医学の重要性について考察した。本小論が，心身相関の理解，身体疾患に対する心理的支援の必要性および意義について，読者が臨床活動をする上で少しでも資するところがあれば幸甚である。

◆学習チェック表
- □　ストレスと心身の疾病との関係について概説できる。
- □　ストレス学説について理解した。
- □　心身症の考え方について理解した。
- □　予防医学モデルについて理解した。
- □　ストレスチェック制度について理解した。

より深めるための推薦図書

久保木富房・久保千春・野村忍編（2012）心身相関医学の最新知識．日本評論社．

野村忍・堤明純・島津明人ほか編（2015）行動医学テキスト．中外医学社．

文　献

Ader, R. (ed.)（1981）*Psychoneuroimmunology.* New York; Academic Press.

Cannon, W. B.（1953）*Bodily Changes in Pain, Hunger, Fear, and Rage, 2nd Ed.* Boston; Bradford.

Dunbar, F.（1954）*Emotions and Bodily Change.* New York; Columbia University Press.

Engel, G. L.（1977）The need for a new medical mode: A challenge for biomedicine. *Science,* 196; 129-136.

Friedman, M., Rosenman, R. H.（1960）Overt behavior pattern in coronary disease: Detection of overt behavior pattern A in patients with coronary disease by a new psychophysiological procedure. *Journal of the American Medical Association (JAMA),* 173; 1320-1325.

Friedman, M., Thorensen, C. E., Gill, J. J. et al.（1986）Alternation of type A behavior and its effect on cardiac recurrences in post myocardial infarction patients: Summary results of the recurrent coronary prevention project. *The American Heart Journal,* 112; 653-665.

池見酉次郎（1983）心身医学の最近の展望．診断と治療，58; 1847-1850.
池見酉次郎編著（1980）心療内科学―心身医学的療法の統合と実践．医歯薬出版，pp.23-34.
久保千春（2009）ストレスと神経・内分泌・免疫．In：久保千春編：心身医学標準テキスト，第3版．医学書院，pp.52-55.
久保木富房・久保千春・野村忍編（2012）心身相関医学の最新知識．日本評論社.
厚生労働省ストレスチェック制度実施マニュアル：http://www.mhlw.go.jp/bunya/roudoukijun/anzeneisei12/pdf/150507-1.pdf
小牧元・前田基成・有村達之ほか（2003）日本語版 The 20-item Toronto Alexithymia Scale（TAS-20）の信頼性，因子的妥当性の検討．心身医学，43; 839-846.
Levi, L.（1987）Society, brain and gut: A psychosomatic approach to dyspepsia. *Scandinavian Journal of Gastroenterology,* Suppl 128; 120-127.
守口善也（2011）アレキシサイミアの脳画像研究．心身医学，51; 141-150.
西間三馨監修（2002）心身症診断・治療ガイドライン．協和企画.
日本心身医学会教育研修委員会編（1991）心身医学の新しい治療指針．心身医学, 31; 537-576.
野村忍（2017）ストレスチェック制度の活用のための提言．ストレス科学，31; 183-187.
Rosenman, R. H., Brand, R. J., Jenkins, D. et al.（1975）Coronary heart disease in Western Collaborative Group Study: Final follow up experience of 8 1/2 years. *Journal of the American Medical Association (JAMA),* 233; 872-877.
Selye, H.（1946）The general adaptation syndrome and the diseases of adaptation. *The Journal of Clinical Endocrinology & Metabolism,* 6; 117-230.
下光輝一（1992）スウェーデンにおけるストレス研究．タイプＡ，3; 46-53.
下光輝一・小田切優子（2004）職業性ストレス簡易調査票．産業精神保健，12(1); 25-36.
Sifneos, P. E.（1973）The prevalence of alexythymic characteristics in psychosomatic patients. *Psychother Psychosom,* 22; 255-262.

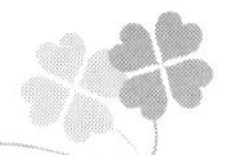

第4章

健康心理学とポジティブ心理学

島井哲志

Keywords　ポジティブ心理学，楽観性，希望，拡張－形成理論，品性の強み，心理的ウェルビーイング，ポジティブヘルス，介入，政策提案

Ⅰ　学習性無力感から楽観性研究へ

後にポジティブ心理学を提唱することになる，マーティン・セリグマン Seligman, M. E. P. の学問上の大きな功績は，動物実験から始まった学習性無力感（learned helplessness）からヒトの楽観性（optimism）へと展開する一連の研究によって，うつ病の状態のメカニズムの少なくとも一部分を明らかにし，その問題に対する本質的で効果的な介入方法・治療法を提案したことにある（Peterson et al., 1993）。

このメカニズムは，説明スタイル（あるいは原因帰属）と呼ばれるものにまとめられている。うつ状態に顕著な悲観的な説明スタイルでは，困難な事態になった場合，その原因が自己にあり永続的で普遍的なものと考えることで，そこから抜け出せなくなることがもたらされる。例えば，ある時の英語の試験が悪い結果だったとすると，それを「生まれつき自分の頭が悪いため」に起きたことで，きっとこれからも他の試験や他の科目も悪い結果になるだろうと考えるというようなことである。

これと対照的に，楽観的な説明スタイルでは，その出来事を自分以外のものが原因であり，たまたま起きたことですぐに変わりうると考える。先の試験の例では，たまたま，その時の問題が意地悪だったからできなかった，とか，その問題を出した先生が意地悪だっただけで，別のことには何の関係もなく，今度はきっとうまくいくだろうと考えるのである。

この説明スタイルは，一見，すでに起きた過去の出来事をどう解釈するかでしかないように思われるが，英語の試験の例を考えてみると，その解釈のスタイル

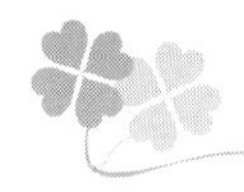

が将来の取り組みにもつながっていくことがわかるだろう。悲観的な説明スタイルをとる人は，どうせ頭が悪いのだからと，英語だけではなく勉強をするそのものをあきらめてしまうかもしれず，そうなれば，できるはずの人すらもできなくなってしまう。一方，楽観的な説明スタイルをとる人は，次は大丈夫なはずだと意欲的に勉強にとりくむかもしれないので，将来を良い方向に変えていくことができる。

そして，初めの動物実験において劇的に示されたように，この説明スタイルは，経験によって学習され習慣化されるものと考えられている。そこで，セリグマンたちは，将来の無力感をもたらす経験に備えて，あらかじめ学校で楽観的説明スタイルを教えておくことで，生徒がさまざまな困難に対して楽観的な説明スタイルを適用することができ，うつ状態になりにくくなることを示している（Seligman, 2006）。

II　疾病モデルの限界

うつ状態を，説明スタイルの問題ととらえて，それにアプローチすることで改善がもたらされたことは大きな成果である。これは，解決困難な場面に多く遭遇することで悲観的な説明スタイルが形成されていくという心の病理的側面に着目したものであり，病理的な問題の疾病モデルに基づいた異常心理学（abnormal psychology）のアプローチということができる。

それが効果的であるのは，不健康や不適応につながる心理的問題を解決することができるからであるが，その焦点は，障害となる心理的問題に当てられている。説明スタイルの場合，その焦点は悲観的な説明スタイルにあり，その特徴は，永続的で普遍的な原因を自己に求めることにあることが明確にされている。

一方，楽観的な説明スタイルについては，対比として示されているだけで，そこでは永続的でなく普遍的でなく自己に原因を求めないということしか明らかにされていない。ありそうなこととして，例えば，自分が何を目標としてめざしたいと思っているのかや，それに向かってわくわくした感情などの動機づけ要因，また，新しい世界が開けていくだろうという期待，あるいは，世界に受け入れられるという安心感などの認知的な側面は詳細にされていない。

このようなより適応的なプロセスを明らかにするためには，何らかの病理的問題にある人たちを対象とした，あるいは，病理を念頭に置いた研究ではなく，生き生きと健康に生活している人たちを対象としでどのようによりよく適応してい

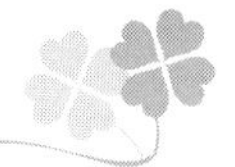

るのかという研究が必要である。そこでは，障害に注目した疾病モデル（病理モデル）ではなく，できることが増えていくという成長モデル（教育モデル）に基づくべきなのである。

楽観性とほとんど同じ内容を，疾病モデルではなく成長モデルからとらえたものといえるのが，スナイダー Snyder, R. C. の希望理論である。そこでは，自分のめざす目標の明確さが重視されており，目標が明確であればこそ見えてくる，そこに至る道筋と，その見通しから，いま自分が何をすればよいのか，何がしたいのかも示されることになる。

成長モデルに基づけば，自己の働きについても，不適応な側面としての自己への原因帰属という側面ではなく，自己のもつ意志力や自己決定という，より適応的な側面に目が向けられていくことになる。楽観性と希望とはほとんど同じ現象を見ているにもかかわらず，これらの適応的な働きは，病理モデルから見ているときには見逃されてしまっていたのである。

Ⅲ　ポジティブ心理学運動とその成果

セリグマンは，米国心理学会会長職にあった1998年に，21世紀の心理学の方向性として，ポジティブ心理学を運動として進めていくことを提案した。その趣旨は，それまでの病理モデルによる研究の成果はすばらしいことは認めつつも，あまりにも心のポジティブな側面を扱ってこなかったことを踏まえて，バランスの良い心理学を進めていこうというものである（Seligman, 2004, 2012）。

つまり，21世紀の心理学では，それまで見逃しがちであった，心のポジティブな側面やその働きに注目し，また，それを活用する方向で応用研究を進めていくことを提案している。セリグマン自身が，臨床心理学の基礎領域である異常心理学＝心理病理学の専門家であり，その意味で，この提案は，応用実践の中心的役割を果たしてきた臨床心理学を念頭に置いたものといえる。

これに対して，教育心理学や発達心理学などのもともと人間の成長や発達をテーマとして取り扱った領域では，もちろん，病理的な側面からのアプローチも一定の役割をもってはいたが，愛着のように，ポジティブな心の働きも，その中核的な位置を占めてきた。また，人間性心理学のようにそれを重要視してきた研究グループもあった。

そして，提案の以前から，希望理論のように，少なくないテーマについて，こころのポジティブな働きを取り上げた研究が行われるようになってきていた。社

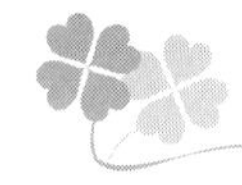

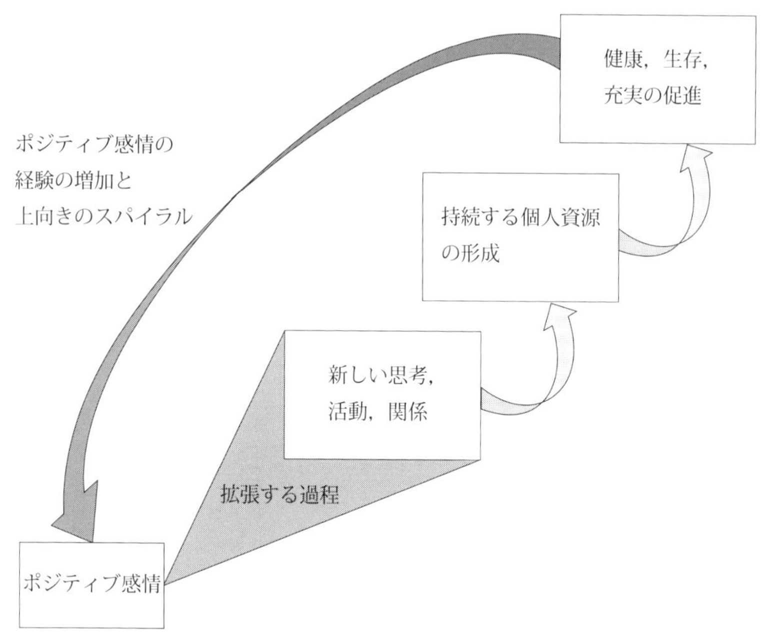

図1　ポジティブ感情の拡張－形成理論のモデル図

会資源と同様に心理的資源も取り上げられるようになり，ストレス理論についても，ホブホール Hobfoll, S. によって，資源保護理論が提唱されてきていた。この意味では，ポジティブ心理学運動の提唱がなくても，この大きな流れは続いていったかもしれない。しかし，運動の提唱やそれによる研究活動によって，その流れが加速したといえるだろう。

ポジティブ心理学は，ポジティブ感情，ポジティブ特性，ポジティブ組織づくりという３つのテーマが代表とされたが，ポジティブ感情の働きについては，アイセン Isen, A. の一連の研究を受けて展開した，フレドリクソン Fredrickson, B. の研究から提唱された，ポジティブ感情の拡張－形成理論が代表といえる。

これは，ポジティブ感情により，思考と行動や関係のレパートリーの拡大がもたらされ，それらを通じて，個人の心理資源の形成が生じて，幸福感やウェルビーイングにつながることで，さらに，ポジティブ感情がもたらされるというものである（図1）。また，ポジティブ・ネガティブ比として，安定した日常生活の中では，ポジティブ感情がネガティブ感情の３倍経験されているという知見も示されている（Fredrickson & Cohen, 2008）。

ポジティブな特性については，ピーターソン Peterson, C. が主導した，品性

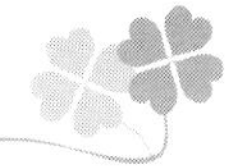

の強み（Character strengths and virtues；CSV）の研究が重要である。これは，『精神障害の診断と統計マニュアル（DSM；Diagnostic and Statistical Manual of Mental Disorders）』の対極となる，ポジティブな心の働きの分類と統計マニュアルとして企画されたものであり，今後も展開していくことが期待されるものである。

表１　品性の強みの分類

分類	強み
知恵	好奇心，向学心，判断力，独創性，見通し
精神力	勇気，勤勉，正直，熱意
人間性	親密性（愛情），親切心，社会的知能
超越性	審美心，感謝，希望，ユーモア，精神性
正義	忠誠心，公平性，リーダーシップ
節制	寛容性，謙虚，自己制御，思慮深さ

ビジネスマンや一般向きには，強みという言葉は，才能の代用品として用いられており，そのような尺度も流布しているが，CSV では，世界で普遍的な人徳としての強みが検討され，６つの上位概念に分類される 24 の品性の強みが提唱されている（表１）。また，自分の得意とする強みを意識的に活用する介入に効果があることも示されてきている（Peterson & Seligman, 2004）。

ポジティブ組織づくりについては，ポジティブな組織を支える個人要因として，シャウフェリ Schaufeli, W. B. の提唱したワーク・エンゲイジメント研究が大きく発展している。ポジティブではない組織では，燃え尽き（burn out）という問題が生じるが，組織に所属感があり働きがいを感じるエンゲイジメントが高い場合には，それを予防することも示されている（Schaufeli et al., 2006）。

また，エンゲイジメントを経営的な側面から見れば，その組織の目的を共有して忠誠心があり，組織の発展を望み，そのために努力するメンバーということになり，メンタルヘルス対策としてだけではなく，組織の成長のつながる重要な要因ということができる。

Ⅳ　ウェルビーイングと幸福研究

ポジティブ心理学は，広い意味での幸福であるウェルビーイングを研究する領域ということもできる。実は，幸福は心理学が科学的研究であることをめざすプロセスの中で研究対象とすることを放棄してきたものでもあった。

このような幸福というかなり高度な抽象的概念の科学的研究を可能にしたのは，測定法の開発による。ポジティブ心理学のリーダーの一人であるディーナー Diener, E. は，1985 年に人生満足感尺度（Satisfaction with life scale; SWLS）を

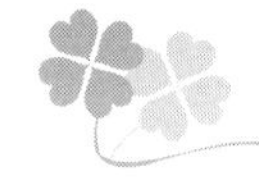

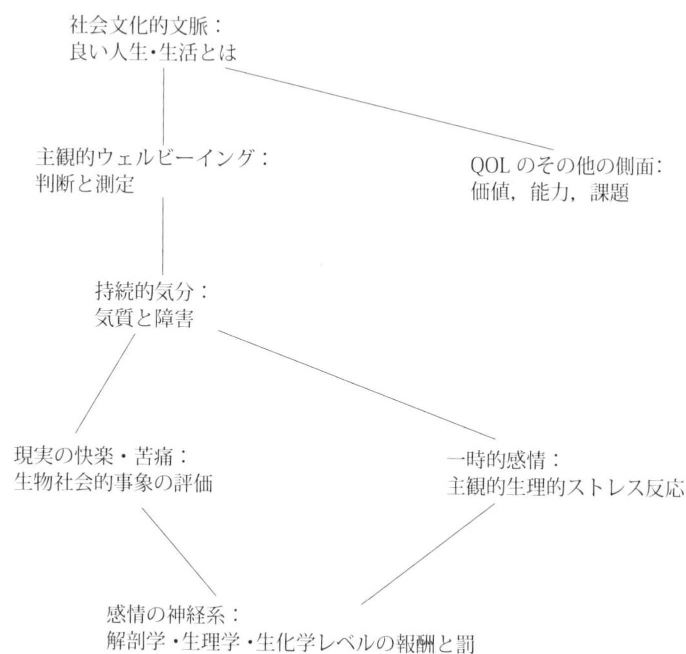

図2　ウェルビーイング（QOL）の分析のレベル（Kahneman et al., 1999）

開発し普及させたことで有名である（Diener et al., 1985)。これは，自分の人生への満足度の主観的評価だけをたずねる5項目で1因子の尺度であり，世界で各国版が作られ，論文の引用数はの21,900を超える（2019年2月現在)。

その成果の一部は，ノーベル経済学賞を受賞しているカーネマン Kahneman, D. と共編の『ウェルビーイング：ヘドニック（hedonic）心理学の基礎』という書籍として1999年に出版されている。編者たちは，副題のヘドニック心理学を，経験や生活・人生における喜びから苦悩までを研究するものとしており，ネガティブだけではなくポジティブな側面も含めてバランスをとって取り扱っている。

ウェルビーイングもこのヘドニックな広がりの中で検討される。模式図（図2）にあるように，いくつかのレベルを考え，低次には感情の神経系があり，その上に，主観的な生理的経験や，その評価である快・不快のレベルがあり，それを取りまとめる比較的持続的な気分のレベルと，その評価としての主観的ウェルビーイングのレベル，そして，その他の諸要因をあわせた，社会文化的文脈のレベルが考えられている。

ウェルビーイングについて，複数のレベルからなるモデルで考えることで，そ

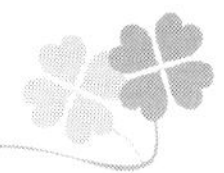

れぞれのレベルでの現象をまとめる法則を見出しやすくなり，レベルの相互関係にも見通しがきくようになる。たとえば，ストレスという現象を広く（あるいは深く）とらえようとすると，この中のさまざまなレベルを横断して論じることになるが，社会文化的な議論の根拠に生化学的な知見を用いるのは混乱をもたらすかもしれないことがわかる。

さて，ここではウェルビーイングとして心理的ウェルビーイングを考えており，内容的には主観的幸福感に近いものと考えてよい。主観的という表現は，本人が幸福だと感じていることをもって幸福と定義するものである。そもそも幸福とは何なのかといった哲学的な議論はせずに，主観的に幸福だと言っている人にはどんな特徴があるのかを検討することで，幸福だと感じることに何が関係しているのかを，推論や議論ではなく，データを通じて明らかにするのである。

幸福な人の特徴としては，良い出来事を邪推したりせずに，そのまま楽しむことができ，悪い出来事については，くよくよと考え続けることがない。図のレベルで見れば，良い気分が持続していることから，いわゆる機嫌の良い人によく見られるものである。

また，自分自身への評価が安定していて，自分の能力と解決するべき課題との関係も良好で，他の人をうらやんだり，恨みに思ったりすることが少ない。それによって，良好で持続的な人間関係を形成することができ，友人の数も多くなるのである。

さらに，社会文化的なレベルでも，価値を大切にしており，良い人生を送っていると考えている。先に用いられていたヘドニックという形容詞に対して，ユーダイモニック（eudaimonic）という言葉がある，これは，品性や人徳を追求する意味ある人生に対して用いられるが，高次の社会文化的なレベルでは，幸福は，先に紹介した品性の強みにつながっているというわけである。

Ⅴ　心の健康からポジティブヘルスへ

ポジティブ心理学は，心理学の中の運動として，心理的問題を中心に考えて，心の健康に関わってきた。したがって，それは主観的幸福感や心理的ウェルビーイングの研究につながり，ポジティブなメンタルヘルスということになる。

ここでポジティブという言葉が示しているのは，ポジティブな心の働きという意味だけではなく，ポジティブな働きかけという意味であり，治療ではなく，予防や健康増進に中心があるという意味になる。つまり，治療を中心としたアプロ

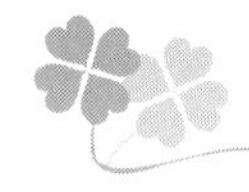

ーチではなく，予防医学的あるいは公衆衛生的なアプローチということである。もちろん，この考え方は，健康心理学と共通のものである。

セリグマンらが共著者になり，アメリカ疾病予防対策センター（CDC）のメンバーがまとめた「公衆衛生におけるメンタルヘルスの増進：ポジティブ心理学からの観点と戦略」という論文（Kobau et al., 2011）では，メンタルヘルスの増進のために，ここまでに紹介してきたポジティブ感情，楽観性とレジリエンシー，品性の強みに加えて，健康にアプリシエイティブ・インクワイアリ（appreciative inquiry）を用いる方法が紹介されている。

これは，健康教育に当たって，適切な質問をしていくことで，以下の４つのプロセスをたどっていくものである。すなわち，①自分が価値あると思い，強めたいのは健康のどのような側面なのかを発見する（Discover），②価値を高め達成可能な将来やビジョンを描く（Dream），③可能性を確実な計画にする（Design），④それを実現する道筋を実行する（Deliver）の 4D とまとめられる。

ところで，幸福な人たちの特徴には，心理的な側面だけではなく，身体的な側面がある。それは，幸福な人たちは，身体的にも健康であり，長寿だということである。追跡調査として有名な研究としては，修道院に入る若い時に書いた志願書にあるポジティブな感情の表現の多さを評価して，ほとんど同様の生活習慣を送っている集団を追跡した結果を分析すると，幸福な集団が長寿であるという結果が示されたものがある。

そこで，セリグマン（2008）は，身体的な健康を含めたポジティブヘルスという考え方を提案している。そこで，提案しているアイデア自体はそれほど画期的なものとはいえないかもしれないが，ポジティブ心理学を活かした身体的な健康の増進活動を提案した意味は大きい。

そこでは，ポジティブヘルスの指標として，①寿命が長いか，② QALY（quality adjusted life year；質調整生存年）や DALY（disability adjusted life year；障害調整生命年）などの生活の質を考慮した指標が長いか，③医療費やさまざまな医療コストが低いか，④何らかの疾患になった時の予後が良いかどうか，⑤メンタルヘルスが良く主観的および社会的な機能が良好かどうかが提案されている。

Ⅵ　ポジティブ心理学の拡大

ポジティブ心理学は学問的運動であるということを考えれば当然のことであるが，運動の発展と浸透にともなって，それまでのポジティブ心理学の限界を指摘

する意見もでてきた。これは，見方を変えれば，ポジティブ心理学の領域の拡大とみることもできる。

そのひとつが，「ポジティブ心理学の第二波（second wave positive psychology）」である（Ivtzan et al, 2015）。その中核的な主張は，セリグマンが主導してきたポジティブ心理学では，心のポジティブな側面の発揮が，そのまま人生の成功や仕事の成就，生活の繁栄につながると想定しているのに対して，ポジティブな側面の発揮は良い人間になることにつながると考えているところにある。

これは，人間性心理学の流れを受けて展開されているものであり，ポジティブ心理学の初期にあった人間性心理学からのポジティブ心理学に対する批判とは異なり，ポジティブ心理学の良いところを活かしてさらに先に進むことをめざしたものと位置づけられるが，研究の発展にともなって，人生の意味がポジティブ心理学の重点のひとつになってきたとみることもできる。

このように幅広くポジティブ心理学を捉えれば，運動のずっと以前から，エウダイモニアに関連する心理的ウェルビーイングに関する一連の研究を行ってきたのがリフ Ryff, C. D. である。そこでは，提案は，心理的ウェルビーイングの構造を理論的に構築することから始められている（Ryff, 1989, 1995）。そして，過去の理論を統合して，人生の目的（purpose in life），自律性（autonomy），自己成長（personal growth），環境コントロール（environmental mastery），ポジティブな人間関係（positive relations with others），自己受容（self-acceptance）という６次元を提案している（図３）。

これに基づいて提案されている 42 項目の心理的ウェルビーイング尺度も多次元のものである。この方法論は，先に紹介してきたディーナーたちの主観的人生満足感という一次元の数項目 α SWLS 尺度を用いて，その得点との関連から，それに関連する要因を検討していくという研究戦略とはかなり異なる。

しかし，最終的なウェルビーイングが多次元であることを考慮すると，どちらかの尺度を用いた戦略が正しいというわけではない。研究を進展させるには一次元の短い尺度のほうが使いやすいと思われるが，介入の効果を多面的に検証する場面では，一定の整合性をもっている多面的な尺度を用いることが便利だろうと思われるのである。

この心理的ウェルビーイング研究についての今後のテーマとしては，①ウェルビーイングが成人発達以降にどのように変化するか，②ウェルビーイングに関連するパーソナリティは何なのか，③ウェルビーイングは家庭生活の経験とどのように関連しているのか，④ウェルビーイングは仕事やコミュニティ活動とどのよ

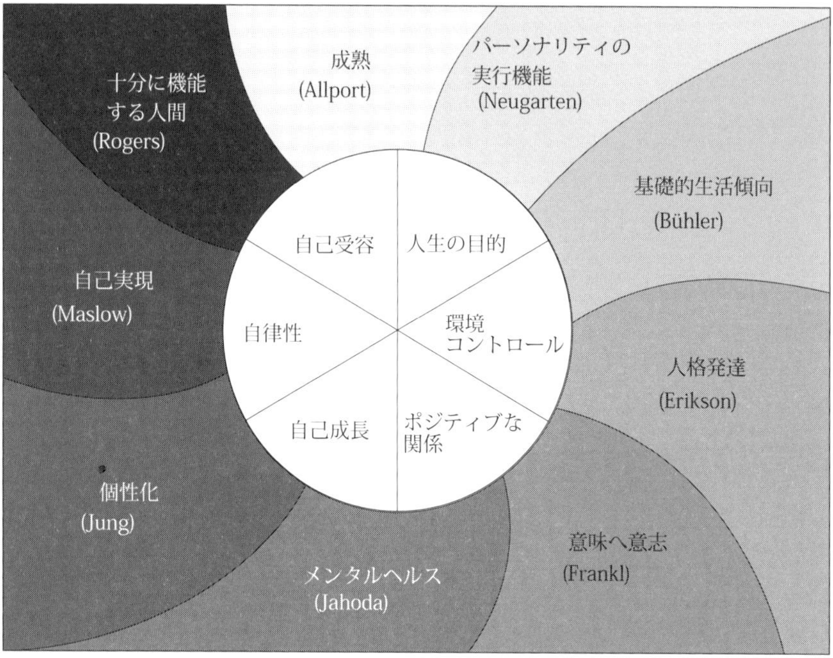

十分に機能
する人間
(Rogers)
成熟
(Allport)
パーソナリティの
実行機能
(Neugarten)
基礎的生活傾向
(Bühler)
自己実現
(Maslow)
人格発達
(Erikson)
個性化
(Jung)
メンタルヘルス
(Jahoda)
意味へ意志
(Frankl)
自己受容
人生の目的
自律性
環境
コントロール
自己成長
ポジティブな
関係

図3　心理的ウェルビーイングの中心次元とその理論的背景（Ryff, 2013）

うに関連しているのか，⑤ウェルビーイングと，健康やそのリスク要因をつないでいるものは何なのか，⑥介入を通じて，ウェルビーイングがどのように社会貢献することができるのか，があげられている（Ryff, 2014）。

Ⅶ　ポジティブ心理学と健康心理学

ポジティブ心理学は，よりバランスの取れた心理学を構築する運動として提案され，そこでは，その対象はあくまで心理機能であった。しかし，これが浸透し，研究が展開される中で，疾病モデルではなく教育モデルに拠り，治療ではなく予防や教育を行うという共通の目標をもつこと，さらに，ポジティブな心理機能が，身体的により健康な状態につながること，また，公衆衛生や予防医学でも心身がともに健全であるウェルビーイング・幸福が重視されるようになってきたことによって，次第に，共通の基盤を形作るようになってきた。

このことは，健康心理学が，心理学の応用の一領域ではなく，これまでの学問から見れば複合した領域として発展しつつあることと呼応している。実際に，海

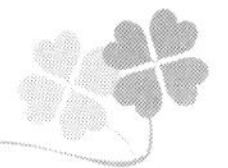

外では，健康心理学の研究者は，疫学や公衆衛生の専門家でもあることも少なくない。また，ウェルビーイングの研究を通じて，行動経済学との関係も深くなっており，これからますます発展していく豊かな可能性を示している。

たとえば，医療系の一流雑誌『ランセット』に，心理学者でロンドン大学の疫学・公衆衛生学教授のステプトー Steptoe, A. と，シカゴ大学教授でノーベル経済学賞を受けたディートン Deaton, A. らが発表した論文がある。これは，加齢に伴うウェルビーイングと健康の動向について，世界 160 カ国のデータを比較検討したものである。彼らは，結論として，高齢者においてウェルビーイングを高めることが，健康政策としても，また，経済政策としても重要であることを示している（Steptoe et al., 2015）。

ウェルビーイングを含めて，ポジティブ心理学の発展によって，ポジティブな心理的要因の妥当性と信頼性のある測定評価が行われるようになった。そのことにより，それぞれの人生の充実をどのように実現することができるかがより明確になってきた。そこでは，単純な因果関係ではなく，社会的・文化的・個人的・遺伝的というさまざまなレベルで，多くの要因が相互に影響を与えあっていることが示されている。

心身が健康で充実した人生を送ることができることを増進するためにも，ポジティブな心理学的要因のさらに効果的な介入方法の開発だけではなく，健康な社会づくりへの政策提案が行われていくことが期待されているのである。

◆学習チェック表

- □　ポジティブ心理学の主要な３テーマを理解した。
- □　ポジティブ感情の拡張－形成理論を理解した。
- □　24 種類の品性の強みの分類を理解した。
- □　心理的ウェルビーイングの６次元を理解した。

より深めるための推薦図書

島井哲志（2006）ポジティブ心理学：21 世紀の心理学の可能性．ナカニシヤ出版．

島井哲志（2009）ポジティブ心理学入門―幸せを呼ぶ生き方．星和書店．

島井哲志（2015）幸福の構造．有斐閣．

文　献

Diener, E. D., Emmons, R. A., Larsen, R. J., & Griffin, S.（1985）The satisfaction with life scale. *Journal of Personality Assessment,* 49(1); 71-75.

Fredrickson, B. L.（2001）The role of positive emotions in positive psychology: The broaden-and-build theory of positive emotions. *American Psychologist,* 56(3); 218-226.

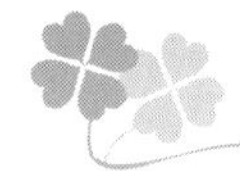

Fredrickson, B. L., & Cohn, M. A.（2008）Positive emotions. In: Lewis, M., Haviland-Jones, J. M. & Barrett, L. F. (eds.): *Oxford Handbook of Positive Psychology, 3rd Ed.* Oxford University Press, pp.777-796.

Hobfoll, S. E.（1989）Conservation of resources: A new attempt at conceptualizing stress. *American Psychologist,* 44(3); 513-524.

Ivtzan, I., Lomas, T., Hefferon, K., & Worth, P.（2015）*Second Wave Positive Psychology: Embracing the Dark Side of Life.* Routledge.

Kahneman, D., Diener, E., & Schwarz, N. (Eds.)（1999）*Well-being: Foundations of Hedonic Psychology.* Russell Sage Foundation.

Kobau, R., Seligman, M. E., Peterson, C., Diener, E., Zack, M. M., Chapman, D., & Thompson, W.（2011）Mental Health Promotion in Public Health: Perspectives and Strategies from Positive Psychology. *American Journal of Public Health,* 101(8); e1-e9.

Peterson, C., Maier, S. F., & Seligman, M. E.（1993）*Learned Helplessness: A Theory for the Age of Personal Control. Theory for the Age of Personal.* Oxford University Press.（津田彰訳（2000）学習性無力感―パーソナル・コントロールの時代をひらく理論．二瓶社.

Peterson, C. & Seligman, M. E.（2004）*Character Strengths and Virtues: A Handbook and Classification.* Oxford University Press.

Ryff, C. D.（1989）Happiness is everything, or is it? Explorations on the meaning of psychological well-being. *Journal of Personality and Social Psychology,* 57(6); 1069-1081.

Ryff, C. D. & Keyes, C. L. M.（1995）The structure of psychological well-being revisited. *Journal of Personality and Social Psychology,* 69(4); 719-727.

Ryff, C. D.（2014）Psychological well-being revisited: Advances in the science and practice of eudaimonia. *Psychotherapy and Psychosomatics,* 83(1); 10-28.

Schaufeli, W. B., Bakker, A. B., & Salanova, M.（2006）The measurement of work engagement with a short questionnaire: A cross-national study. *Educational and Psychological Measurement,* 66(4); 701-716.

Seligman, M. E.（2004）*Authentic Happiness: Using the New Positive Psychology to Realize Your Potential for Lasting Fulfillment.* Simon and Schuster.（小林裕子訳（2004）世界でひとつだけの幸せ―ポジティブ心理学が教えてくれる満ち足りた人生．アスペクト.）

Seligman, M. E.（2006）*Learned Optimism: How to Change Your Mind and Your Life.* Vintage.（山村宜子訳（1991）オプティミストはなぜ成功するか．講談社文庫.）

Seligman, M. E.（2008）Positive health. *Applied Psychology,* 57(s1); 3-18.

Seligman, M. E.（2012）*Flourish: A Visionary New Understanding of Happiness and Well-being.* Simon and Schuster.（宇野カオリ監訳（2014）ポジティブ心理学の挑戦―"幸福"から"持続的幸福"へ．ディスカヴァー・トゥエンティワン.）

Seligman, M. E., Steen, T. A., Park, N., & Peterson, C.（2005）Positive psychology progress: Empirical validation of interventions. *American Psychologist,* 60(5); 410-421.

Snyder, C. R. (Ed.)（2000）*Handbook of Hope: Theory, Measures, and Applications.* Academic Press.

Steptoe, A., Deaton, A., & Stone, A. A.（2015）Subjective wellbeing, health, and ageing. *The Lancet,* 385(9968); 640-648.

第２部
医療現場における心理社会的課題
および必要な支援

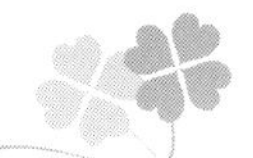

第５章

精神科における公認心理師の活動

古村　健・石垣琢麿

Keywords　受診動機，多職種チーム医療，精神科への不安，ノーマライズ，心理検査，ケース・フォーミュレーション，心理教育，認知行動療法，精神分析的心理療法，社会生活技能訓練

Ⅰ　はじめに

１年間に精神科医療を受療する患者数は，2014 年の厚生労働省の報告によれば，外来は 361.1 万人，入院は 31.3 万人，合計すると 392.4 万人である。これは日本の人口の約３％にあたる。患者数が多い精神障害は順に，気分障害，統合失調症，神経症性障害，認知症（アルツハイマー病）である。直近の状況は厚生労働省のホームページに公開されているので，必要に応じて確認してほしい。なお，これらの診断には世界保健機構（Word Health Organization；WHO）による国際疾病分類（International Classification of Diseases；ICD）の第 10 版（ICD-10）（WHO，1992）が用いられている。

日本で精神科を標榜し，患者の治療にあたる医療機関は「精神科クリニック」「精神科病院」「総合病院の精神科」の３種類に分けられる。2014 年時点の施設数は，順に 3,890 施設，1,067 施設，576 施設となっている。これらの多くが民間施設であることが日本の精神科医療の特徴である。民間施設のほとんどは「公益社団法人日本精神神経科診療所協会」か「公益社団法人日本精神科協会」に所属している。各協会のホームページには，病院や行政に関する情報，教育や研修に関する情報などが掲載されている。一方，少数派である公的病院は，2018 年に「一般社団法人日本公的病院精神科協会」を設立した。発起人団体は，独立行政法人国立病院機構，全国自治体病院協議会，日本赤十字社，社会福祉法人恩賜財団済生会，厚生農業協同組合連合会（JA 厚生連）である。民間施設と公的施設では役割が異なる。たとえば，医療観察法の指定入院医療機関の設置は国立病院機構と自治体病院に限られている（詳細は第 11 章を参照）。

多様な患者のニーズに応えるために，精神科を標榜する医療機関にも多様な機能が求められる。いずれの施設でも外来患者の診療を行っており，その中で心理職は心理検査や個人心理面接を担当している。また，外来患者のリハビリテーションのために精神科デイケアを運営している施設も多く（日本デイケア学会, 2016），公認心理師はスタッフの一員として活動に携わっている。一方，在宅ケアとして精神科訪問看護を行っている施設も多いが，心理職が訪問することは 2018 年時点では少ない。

精神科の病棟は機能分化が進んでおり，精神科救急や急性期治療を行う閉鎖病棟，慢性期の治療を行う閉鎖病棟，療養的な治療を行う開放病棟などがある。さらに，施設によっては，アルコール・薬物依存症，児童思春期，認知症，ストレスケアに特化した専門病棟をもつ。病棟業務を行う心理職も，心理検査や個人心理面接，あるいは集団療法を担当する。

現代の精神科医療では，患者の多様なニーズや問題に対応するため生物心理社会の各側面からアプローチしなければならない。医師，看護師，薬剤師，精神保健福祉士，作業療法士，心理職などが多職種チームを構成し，支援にあたる。また，身体的問題の治療を他科に依頼したり，社会福祉的問題の解決を自治体や地域の福祉事業所に依頼したりすることもある。したがって，心理職は，自身の専門領域だけではなく，他職種の専門性を理解し，ときにはチームが正しく機能するための調整役になりながら，患者の治療目標達成に寄与しなければならない。

本章は，成人の精神障害に対する精神科医療現場での実情を示すことを目的とする。児童思春期における心理的問題のアセスメントや介入方法については第７章を参照してほしい。

II　患者の心理の特徴

１．精神科への受診動機

医療は患者のニーズに応えて適切に提供されなければならないが，精神科では多くの問題が目に見えないために，患者と医療者との間で「ボタンの掛け違い」が生じてしまいがちである。医療者がよかれと思って提供することを，患者は期待していなかったり，かえって患者の害になったりすることも起こりうる。医療者と患者の意見の乖離が生じないように，臨床現場では「この人はなぜ精神科を受診したのか？」という受診動機に関する素朴な疑問を抱き続けてほしい。

精神科を受診するのは，精神症状による能力障害や社会機能の低下が生じ，患

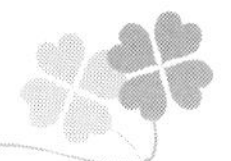

者や家族が苦痛を感じたときであろう。たとえば，不眠や集中力の低下のために家事や仕事ができなくなり，何とかしなければと思ったことが受診動機になる。あるいは，本人が「どこにいても自分のことが見張られている」と感じて自宅に引きこもり，家族との言い争いから暴力行為に至ったため，家族が同伴して本人を受診させる，ということもありうる。受診動機や経緯は人によってさまざまなのである。

一方で，医療者は長期間入院している患者や長期間通院を継続している患者の受診動機を忘れてしまいがちになるが，彼らには彼ら特有の動機があり，またそれは時間とともに，あるいは状況に応じて変化する。公認心理師として治療過程の途中から関わる場合でも，患者の受診動機を深く理解しようとする態度を忘れないようにしたい。

また，治療目標を立てるためには「この患者は何を問題だと考えていて，どの問題を解決したいのだろうか？」と問い続けることが重要になる。先述のように，精神科では患者のニーズがわかりづらいことがあるので，そこを明確にしないと，医療者の誤解や独善に基づいた治療目標が立てられてしまうかもしれない。

2．精神科受診への不安

精神科に限らずどの診療科でも，患者は大きな不安を抱えて医療機関を受診する。病気自体への不安以外にも，「自分の訴えは受けとめてもらえるか？」「どのような治療が行われるだろう？」「これからの生活はどうなるのか？」などという不安があるはずだ。本節では，精神科の患者に特徴的な問題を提示して，公認心理師の対応の仕方を考える。

①「私は病気ではない」

近年では精神障害に関する啓発活動が盛んになり，機会があるごとに早期受診が推奨されている。しかし，重度の精神障害では病識が乏しいため，症状や障害を否定して治療に同意しないこともある。そういう人は家族や友人のような関係者によって無理やり受診させられるかもしれない。また，重篤でなくても，後述するように精神障害や精神科医療に対する偏見が患者自身にあると，症状を否認して受診を拒むこともある。公認心理師には，チーム医療の一員としてこうした患者への初期対応や，治療への動機づけを高める支援が期待されている。治療を拒む人への傾聴のあり方（Amador & Johanson, 2000）や，動機づけ面接法（Miller & Rollnick, 2002）については是非学んでおきたい。

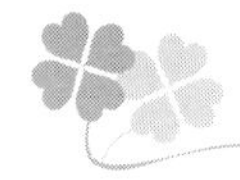

②「病院に閉じ込められるのではないか」

もちろん受診した患者全員が入院になるはずもないが，自傷他害の恐れがあれば，精神保健福祉法に則り精神科病院への強制入院が行われる。人権への配慮が常になされているとはいえ，強制入院は患者に精神科医療に対する負のイメージを抱かせやすい。閉鎖的な入院処遇や行動制限には医学的に確かなメリットがある。たとえば，刺激を遮断することで回復が早まるし，安全な環境下で精神的な側面に丁寧にアプローチできる。しかし，多くの患者はこれらのメリットに気づかない。

症状が軽快したら，入院前から現在までの状況をゆっくり振り返る機会をもち，精神科医療に対する信頼を回復するよう努める必要がある。なぜなら，患者が不信感を持ち続けると，入院中の治療だけでなく退院後の外来治療の継続が困難になり，再発の危険が著しく高まるからである。

③「精神科に行くような人と自分は違う」

精神科を受診したり，精神障害者保健福祉手帳を取得したりすることは，自分を「精神科患者」や「精神障害者」と規定せざるをえない状態になるということでもある。精神障害への強い偏見を持っている人は，自分を精神障害者とみなせば自尊感情が大きく傷つき，劣等感，屈辱感，疎外感を抱くだろう。また，そのために症状を否認するかもしれない。したがって，心理職は精神医学的問題とは別に，精神科受診による心理的反応もアセスメントする必要がある。患者と同じ目線に立って話を聞きながら，患者が安心して必要な医療や福祉を受けられるように橋渡しをすることも，心理職の役割のひとつである。

また，患者や家族の偏見をなくすために，精神科医療や精神障害をノーマライズ（正常化）すること（＝ノーマライゼーション）も心理職には期待されている。たとえば，１年間に精神科を受診する患者数は日本の人口の約３％と多いことや，強いストレス条件下では誰にでもさまざまな精神症状が出現しうること，などを伝えることもノーマライゼーションの手法である。患者や家族は精神症状を特殊な現象としてとらえ，他の人には理解できるはずがないと考えがちである。この認識が孤立感やネガティブな自己像を強めてしまい，抑うつや不安が高まり，精神的健康がさらに悪化してしまうことはよく知られている。

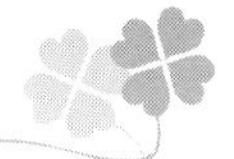

Ⅲ　心理アセスメント

精神科における心理アセスメントは，チーム医療の手段のひとつとして考えられているので，アセスメントによって心理職が得た情報は，治療に役立たせるためにチームで共有される。

心理職に期待される業務には，医師の診療を補助するための予診と心理面接，および心理検査がある。これらの目的は，医師が薬物療法や環境調整を行ううえで必要な情報を収集することである。一方，治療や再発予防の目的で心理的介入が依頼される場合もあり，この場合は介入の根拠となる見立て（ケース・フォーミュレーション）が必要になる。見立てとは，患者の問題の発生と維持に関する仮説を生成し，介入計画を立案することである。

1．診療補助としての予診および心理面接

診療補助の一環として，公認心理師は医師の診察の前に予診をとることがある。主訴とこれまでの経緯に加えて，生育歴や家族構成，社会適応の状況などについての情報を包括的に収集し，整理する役割が予診にはある。予診を適切に行うには精神医学に関する基礎知識が不可欠である。

笠原（2007）が指摘しているように，予診者は精神科を受診した患者が最初に出会う医療者であることを忘れてはいけない。予診者の態度は，その医療機関や精神科医療に対する患者の印象だけでなく，その後の治療のありかたにも大きな影響を及ぼす。

また，公認心理師は，患者の精神症状や社会生活状況をモニタリングする役割を医師から期待される場合もある。医師の診察で十分に話せないことを，公認心理師から医師に伝えてもらいたいと患者が期待していることも多い。医療者の中に自分の心理や状態をよく理解してくれている人がいると思えば，患者の安心感は高まる。

2．心理検査

公認心理師は，医師が検査を依頼した意図，患者の状態，心理検査の適用範囲をよく検討し，医師と患者に検査内容を適切に説明して納得を得たうえで実施しなければならない。心理検査は，適宜改訂されたり，新たな方法が開発されたりする。所属する施設の医療の状況に合わせて，必要とされる心理検査に精通して

おきたい。

次に心理検査の依頼例をいくつか挙げる。

①大人の発達障害

たとえば，職場でのコミュニケーションの問題を周囲から指摘され，自ら発達障害を疑って精神科を受診するケースがある。

幼少期に発達障害と診断されず成人に至った場合，診察だけでは判断できないことがほとんどであるため，詳細な心理検査が依頼されることが多い。検査にはウェクスラー式成人知能検査や日本語版自閉症スペクトラム指数（Autism-spectrum Quotient；AQ）などが用いられる。また，行動観察や丁寧な問診を用いて質的な評価も行いたい。さらに，養育者に接触できれば，親面接式自閉スペクトラム症評定尺度（Parent-interview ASD Rating Scale-Text Revision；PARS-TR）も実施する。

②軽度認知症

物忘れを主訴に精神科を受診するケースは多い。アルツハイマー型認知症のスクリーニング検査として，改訂長谷川式簡易知能評価スケール（Hasegawa Dementia Scale-Revised；HDS-R）は一般によく使用されている。それ以外にも，前頭葉機能検査（Frontal Assessment Battery；FAB），遂行機能障害の程度を評価する時計描画テスト（Clock Drawing Test；CDT）も実施できるようにしておきたい。認知症は病的な知能低下を生じさせるため，病前知能を推定する目的で知的機能の簡易評価（Japanese Adult Reading Test；JART）も行われる。

③統合失調症・気分障害

統合失調症や気分障害は精神科ではよく出会う精神障害なので，診察で症状を捉えることができれば心理検査を依頼されることは少ないだろう。ただし，これらを対象とした臨床研究の目的で，公認心理師が評価尺度を実施する場合もある。うつ病，不安障害，統合失調症などの症状の客観的評価尺度は多数開発されている（稲田ほか，2016）。

④パーソナリティの評価

患者の行動や思考のパターン，つまりパーソナリティを評価する心理検査としては，東大式エゴグラム ver. II（Tokyo University Egogram New Version II；TEG-

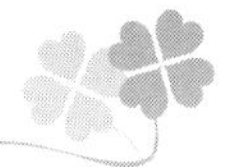

II)，文章完成法（Sentence Completion Technique；SCT)，ロールシャッハ・テストなどがある。公認心理師は検査への反応から患者のパーソナリティについて仮説を生成し，患者が抱えている問題の理解を深めたり，生活上の工夫を話し合ったりして，その後の精神科リハビリテーションにつなげる。

３．ケース・フォーミュレーション

心理的問題の解決を目的に心理面接を行う場合，科学者－実践家モデルに基づくケース・フォーミュレーションが必要となる（下山，2008)。すなわち，何が問題なのか，どのようにして発生したのか，なぜ持続しているのか，問題を改善するために役立つ患者の「強み」は何か，というような点を患者と共有し，それらを反映した有効な心理的介入を検討する。

ケース・フォーミュレーションを行うためには，心理職が主体的に多くの情報を収集する必要がある。情報は面接法，観察法，検査法を駆使して収集する。

患者理解の枠組みとしては，精神分析的アプローチと認知行動的アプローチの２つが有用である。いずれのアプローチも，患者がどのように内的・外的世界を体験し理解しているかに注目する。たとえば，精神分析的アプローチでは「患者のもつ固有の主観的世界を理解して初めて，その人に最も適した治療法を見つけることができる」(MacWilliams, 1999）と考える。同じように，認知行動療法アプローチは「個人が自分の世界をどのように構造化しているかというところに，その人の感情と行動のかなりの部分が規定されている」(Beck, 1979）と考える。

一方で，患者の情報をまとめるために必要な病理モデルには，それぞれのアプローチで違いがある。パーソナリティの種類と病態水準を理解するためには，精神分析的なアプローチが用いられる（たとえば，MacWilliams, 1994)。認知行動的アプローチでは，不安，うつ，妄想などに特化した認知行動モデルがある（たとえば，丹野，2001)。なお，精神科では，死にたいという思い（希死念慮）への専門的な対応が求められるケースも多いので，心理職は希死念慮の対人関係モデルと対応方法（松本，2015）も理解しておきたい。

IV　心理的介入

精神科では，公認心理師による心理的介入も多職種チーム医療のひとつとして実施されるので，患者とセラピストの関係の中だけで治療が完結するものではないことを忘れてはならない。

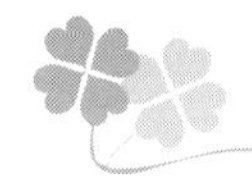

ここでは心理教育（Psychoeducation），認知行動療法（Cognitive Behavior Therapy；CBT），精神分析的心理療法（Psychoanalytic Psychotherapy），社会生活技能訓練（Social Skills Training；SST）について触れる。これらの方法は，個人心理面接，集団療法，精神科デイケアのいずれにおいても実施される可能性がある。

１．心理教育（Psychoeducation）

心理教育は，患者・家族に対して正しい知識や情報を心理面への十分な配慮をしながら伝え，病気や障害の結果もたらされる諸問題・諸困難に対する対処方法を修得してもらうことによって，主体的な療養生活を営めるよう援助する技法である（浦田，2004）。主に対象となる精神障害は統合失調症や気分障害である。医師や看護師と協力しながら，公認心理師が実施することも多い。

現在の心理教育を支える理論的根拠のひとつは，精神障害の発症と再発が生物学的要因と心理社会的要因の相互作用で生じるという「ストレス脆弱性モデル」である。このモデルを用いて，薬物療法によってその人の生物学的な弱さ（脆弱性）を保護しつつ，ストレスへの心理社会的な対処方法を実施することの重要性が説明される。また，患者が自分らしく生き生きと地域生活を営む力を身につけられるように援助することも心理教育の目的のひとつである。再発リスクが高いと考えられる場合には，心理教育と合わせてセルフモニタリングシートや再発予防のためのクライシスプランを作成することも役に立つ（野村，2014）。

もうひとつの理論的根拠は，感情表出（Expressed Emotional；EE）に関する知見である。世界各地で行われた調査によって，EE が高い家族と長時間交わると統合失調症の再発のリスクが高まること，家族への心理教育によって EE が低下すると再発リスクが下がること，などが実証されている（Birchwood & Jackson, 2001 参照）。

２．認知行動療法（Cognitive Behavior Therapy；CBT）

アメリカのベック Beck ら（1979）が気分障害に対する治療法として提唱し，その後世界中で有効性が実証された心理療法である。日本においても各種精神障害に対する有効性が明らかにされている（大野，2016）。認知行動療法は 2014 年から診療報酬で算定可能となっており，2018 年時点では気分障害，強迫性障害，社交不安障害，パニック障害，心的外傷後ストレス障害，神経性過食症が適用対象となっている。現状で認められている実施者は医師と看護師のみだが，今

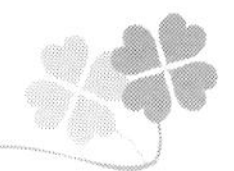

後は公認心理師も加わるだろう。認知行動療法の適用範囲は，海外では拡大を続けており，統合失調症や双極性障害のような精神障害にも用いられている（たとえば，Wright et al., 2009）。

認知行動療法では，行動療法を第一世代，思考内容の修正を目指す認知療法を第二世代，思考との距離をとる方法を第三世代とよぶことが多い。近年盛んになっている，うつ病の再発リスクを低減させるためのマインドフルネス認知療法（Segal et al., 2002）は第三世代に位置し，日本でも徐々に精神科医療で実践されるようになっている。

３．精神分析的心理療法（Psychoanalytic Psychotherapy）

１回につき 45 分を超えたときに算定可能だと診療報酬で規定されている標準型精神分析療法は，「口述による自由連想法を用いて，抵抗，転移，幼児体験等の分析を行い，解釈を与えることによって洞察へと導く治療法」だと定義される。

主な適用対象は神経症やパーソナリティ障害である。神経症に対しては探索的技法，パーソナリティ障害に対しては表出的技法，精神病水準の患者に対しては支持的技法を用いることが基本となる（MacWilliams, 1994）。精神分析的心理療法の理論的背景は，欲動心理学，自我心理学，自己心理学，対象関係の心理学の４つである（Pine, 1990）。

この方法では患者個人の内的世界を介入対象とするだけでなく，患者と家族との関係，あるいは患者と治療スタッフとの関係についても考察を加え，治療に役立たせる。

４．社会生活技能訓練（Social Skills Training；SST）

精神の健康は社会生活の中で実現されるが，そのためには社会生活を送るための技能（社会生活技能＝ソーシャルスキル）が必要である。社会生活技能には，他者との関係を築き維持するための親和的スキルと，必要な品物を手に入れたり手続きを行ったりしたりするための道具的スキルがある。また，社会的状況でのコミュニケーションには，情報を受け取り，処理し，自分の意図を表出するというプロセスがある。患者の個人目標に合わせて，習得や修正が必要なスキルやプロセスを同定し，集団活動の中で学習理論を用いて支援する。

なお，日本の精神科リハビリテーションでは，SST を創始した精神科医リバーマン Liberman が提唱する「リカバリー志向のリハビリテーション」（Liberman, 2009）という考え方が広く普及している。これは，精神の障害よりも精神の健康

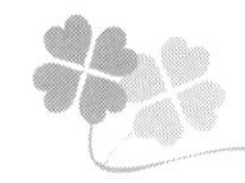

な側面に焦点を当てることを基本にしており，SSTでも重視されている。

公認心理師がSSTを実践する場合，入院治療では看護師と協力し，外来治療では精神保健福祉士と協力することが多いだろう。SSTはグループで行われるので，集団を対象とする他の活動にも慣れておくとよい。

V　おわりに

精神科チーム医療の一員として公認心理師が果たす役割への期待は大きい。まずは患者の不安を丁寧に聞き取り，治療への動機づけを高め，適切な支援につなげるという心理職として必要とされる基本的な知識とスキルを身につけよう。そのうえで，各種の心理的問題や精神障害に特化した専門的な治療方法を身につけたい。

◆学習チェック表

- □　精神科の患者の心理の特徴について理解した。
- □　精神科チーム医療におけるアセスメントと公認心理師の役割を理解した。
- □　精神科の心理的介入における基本的な考え方について理解した。

より深めるための推薦図書

Kutchener, B. & Jorm, A.（2002）*Mental Health First Aid Manual.* ORYGEN Research Centre.（メンタルヘルス・ファーストエイド・ジャパン編訳（2012）専門家に相談する前のメンタルヘルス･ファーストエイド―こころの応急処置マニュアル．創元社．）（うつ病，不安障害，精神病性障害，物質（アルコール・薬物）関連障害，自傷行為に対する基礎知識と初期対応のガイドラインが示されている）

津川律子･篠竹利和（2010）シナリオで学ぶ医療現場の臨床心理検査．誠信書房．（心理検査の依頼をどのように受け，どのように実施していくかが具体的に解説されている）

津川律子･橘玲子編著（2009）臨床心理士をめざす大学院生のための精神科実習ガイド．誠信書房．（精神科実習をする前には読んでおきたい）

文　　献

Amador, X. & Johanson, A. L.（2000）*I Am Not Sick, I Don't Need Help!: Helping the Seriously Mentally Ill Accept Treatment.* Vida Press.（江畑敬介・佐藤美奈子（2004）私は病気ではない―治療をこばむ心病める人たち．星和書店．）

Beck, A.T., Rush, A.J., Shaw, B.F. et al.（1979）*Cognitive Therapy of Depression.* New York; Guilford.（坂野雄二監訳（2007）新版うつ病の認知療法．岩崎学術出版社．）

Birchwood, M. & Jackson, C.（2001）*Schizophrenia.* Psychology Press.（丹野義彦・石垣琢麿

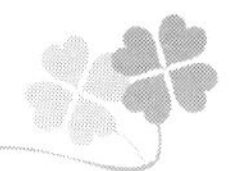

（2006）統合失調症―基礎から臨床への架け橋．東京大学出版会．）

稲田俊也・岩本邦弘・山本暢明（2016）OPRS-IV 客観的精神科評価尺度ガイド―観察者による精神科領域の症状評価ガイド 第4版．じほう．

笠原嘉（2007）精神科における予診・初診・初期治療．星和書店．

Lieberman, P.（2008）*Recovery from Disability: Manual of Psychiatric Rehabilitation.* American Psychiatric Publishing.（西園昌之総監修（2011）精神障害と回復―リバーマンのリハビリテーション・マニュアル．星和書店．）

松本俊彦（2015）もしも「死にたい」と言われたら―自殺リスクの評価と対応．中外医学社．

MacWilliams, N.（1994）*Psychoanalytic Diagnosis: Understanding Personality Structure in the Clinical Process.* Guilford Press.（成田善弘監訳（2005）パーソナリティ障害の診断と治療．創元社．）

MacWilliams, N.（1999）*Psychoanalytic Case Formulation.* Guilford Press.（成田善弘監訳（2006）ケースの見方・考え方―精神分析的ケース・フォーミュレーション．創元社．）

Miller, W. & Rollnick, S.（2002）*Motivational Interviewing. 2nd Edition: Preparing People for Change.* Guilford.（松島義博・後藤恵（2007）動機づけ面接法―基礎・実践編．星和書店．）

日本デイケア学会（2016）新・精神科デイケア Q&A．中央法規出版．

野村照幸（2014）問題行動によって措置入院を繰り返す統合失調症患者におけるセルフモニタリングシートとクライシスプラン作成の実践．司法精神医学，9; 30-35.

大野裕（2016）認知行動療法等の精神療法の科学的エビデンスに基づいた標準治療の開発と普及に関する研究：平成25年度～27年度総合研究報告書．厚生労働科学研究費補助金障害者対策総合研究事業．

Pine, F.（1990）*Drive, Ego, Object, and Self: A Synthesis for Clinical Work.* Basic Books.（川畑直人監訳（2003）欲動，自我，対象，自己―精神分析理論の臨床的総合．創元社．）

Segal, Z.V., Williams, J. M., Teasdale, J. D.（2002）*Mindfulness — Based Cognitive Therapy for Depression: New Approach to Preventing Relapse.* Guilford Press.（越川房子訳（2007）マインドフルネス認知療法―うつ病を予防する新しいアプローチ．北大路書房．）

下山晴彦（2008）臨床心理アセスメント入門―臨床心理学は，どのように問題を把握するのか．金剛出版．

丹野義彦（2001）エビデンス臨床心理学―認知行動理論の最前線．日本評論社．

浦田重治郎（2004）心理教育を中心とした心理社会的援助プログラムガイドライン．厚生労働省精神・神経疾患研究費委託費13指2　統合失調症の治療およびリハビリテーションのガイドライン作成とその実証的研究 研究成果．https://www.ncnp.go.jp/nimh/fukki/research/14.html

WHO（1992）The ICD-10 Classification of Mental and Behavioural Disorders: Clinical Descriptions and Diagnostic Guidelines. World Health Organization.（融道夫ほか監訳（1993）ICD-10精神および行動の障害―臨床記述と診断ガイドライン．医学書院．）

Wright, J. H., Turkington, D., Kingdon, D. G. et al.（2009）*Cognitive-Behavior Therapy for Severe Mental Illness: An Illustrated Guide.* American Psychiatric Publishing.（古川壽亮監訳（2010）認知行動療法トレーニングブック―統合失調症・双極性障害・難治性うつ病編［DVD付］．医学書院．）

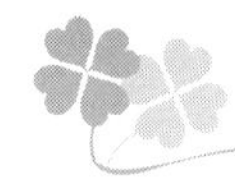

第６章

心身医学（心療内科など）における公認心理師の活動

松野俊夫

Keywords　心身医学，心身症，心療内科，チーム医療 SOAP，生物心理社会モデル

Ⅰ　はじめに

本章では心身医学とその診療科である心療内科の概念と治療構造，心療内科における公認心理師の職能や機能，必要とされる資質を概説する。

１．心身医学の歴史

心身医学（psychosomatic medicine）は，患者を疾病の側面からだけではなく心理面や社会面を含めた統合的な立場から治療を考える医学を意味し，心身医学的な考え方はギリシャ時代に遡り，精神が身体に影響をおよぼすこと（心身相関）は知られていた。精神身体医学的（psychosomatic）という言葉は，1818 年ドイツ人の精神科医ハインロート（Johann Christian August Heinroth）の睡眠障害に関する論文の中で初めて使用され，その後今日の心身医学はキャノン（Walter Bradford Cannon），セリエ（Hans Selye），パブロフ（Ivan Petrovich Pavlov）などの精神生理学の研究や，フロイト（Sigmund Freud）などの精神医学の研究を基礎として築かれた。

心身医学という言葉は 1922 年にオーストリアの精神分析学者ドイッチュ（Felix Deutsch）によって紹介され，1950 年代には心身医学の創始者の一人であるハンガリーの精神分析家アレキサンダー（Franz Alexander）は，心理的な影響が自律神経系，内分泌系，免疫系を介して強く身体に影響を与える疾患として「本態性高血圧，気管支喘息，消化性潰瘍，神経性皮膚炎，甲状腺中毒症，潰瘍性大腸炎，慢性関節リウマチ」の７疾患を挙げ，“Seven Holy Disease” として現在の心身症に相当する病態を示したが，当時の心身医学は身体疾患を心の葛藤と結びつ

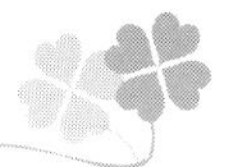

け，精神分析学的に理解しようとしていたことが特徴である。

心身医学はドイツで誕生した医学であるが，その後アメリカで行動医学を取り入れながらリエゾン精神医学として発展した。日本の心身医学は当初より疾患の発症や経過に心理的要因が大きく関わると考えられる病態を中心に，主に内科学から発展し，初期には「精神身体医学」と称されていた。現在では脳科学や遺伝子科学，大脳生理学，神経心理学，神経内分泌学，精神神経免疫学などの生物学的研究が進み，また，心理学的にも行動心理学，認知心理学，学習理論などの発展により，心身相関のメカニズムが科学的に解明されつつある。

２．日本の心身医学

日本では戦前，森田正馬の森田療法などに心身相関の概念が見られるが，心身医学の概念は戦前の日本にはなく，戦後アメリカの医学が導入されるようになり，1947 年に日野原重明が psychosomatic medicine を精神身体医学と訳しその概念を紹介した。その後 1958 年にテンプル医科大学に留学をしていた九州大学内科の池見酉次郎が心身医学の実際を学び帰国した後，心身医学の必要性を全国の関係者に訴え，1960 年に第１回 日本精神身体医学会（1975 年に日本心身医学会に改称）が開催され，日本での心身医学研究が始まった。翌 1961 年 10 月には，九州大学に日本初の精神身体医学を専門とする精神身体医学研究施設が作られ池見酉次郎が初代教授として就任し，1963 年には精神身体医学講座に昇格すると共に，九州大学病院に診療科として「心療内科」が開設された。

「心療内科」の由来は，内科治療に心理療法も合わせて行うという意味であり，疾患を中心に治療を進める身体医学モデル（bio-medical model）ではなく，疾患の理解に心理社会的因子を加えた疾病モデル（bio-psycho-social model）に沿った治療を目指すため，心理学を積極的に治療に取り入れ，交流分析法，行動療法，自律訓練法を心身医療における心理療法の３本柱とした。そのため心理職は当初より臨床・研究・教育に参加し，日本の心身医療は当初より心理学との親和性が高く，また内科疾患を治療する事を目的に発展したことから，身体疾患を治療するための心理的アプローチを求められることが精神科領域の心理職とは異なる特徴となっている。

心身医学会設立後，日本心療内科学会，日本小児心身医学会，日本女性心身医学会，日本歯科心身医学会，日本皮膚科心身医学会，日本循環器心身医学会，の６つの心身医学系学会が設立され，各分野の心身医学について研究が進められている。また，大学では九州大学，東京大学，東邦大学，東北大学，関西医科大学，

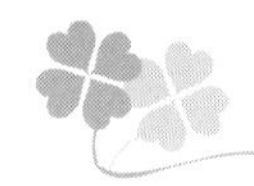

近畿大学，鹿児島大学，国際医療福祉大学，日本大学，北海道医療大学，新潟大学，福岡歯科大学，に心身医学の講座ないし診療科が開設されている。

1996年に「心療内科」が標榜科（病院・診療所などが医療法に基づいて，外部に広告・表示できる診療科の名称）として厚生労働省に認められて以降，多くの医療機関が「心療内科」の標榜を掲げることとなったが，院外に表示される標榜科名が「心療内科・内科・小児科……」など身体科の場合は，身体疾患を専門とする内科医や小児科医などが診療に当たる本来の「心療内科」であるが，「心療内科・精神科・神経科……」の場合には，精神科医が主たる担当医師と考えられ，同じ「心療内科」の標榜でも疾患や治療構造が異なる状況が生まれている。

II　心身症とは

心身医学の対象は心身症であるが，日本心身医学会の心身症の概念と定義を表1に示す。

このように心身症とは特定の独立した疾患を意味するものではなく，身体疾患の中でも心身相関の関与が強く認められる病態（病的な状態）を指すが，近年では身体症状に不安やうつ状態・うつ病を合併する患者の心療内科受診が急増し，心身症の定義と乖離する傾向にある。

心身症の定義にある心理社会的因子とは，患者の性格，認知，感情，行動などの個人的・心理的要因と，その個人を取り巻く社会的要因である。心理社会的因子が疾患の発症や経過に影響を及ぼすことは古くからよく知られているが，池見（1963）は著書『心療内科』（中公新書）の中で，心身症は心理社会的な原因で身

表1　心身症の定義と概念

1．心身症の概念 心理・社会的ストレッサーが身体に強く影響を及ぼし，病的状態を引き起こす，あるいは増悪させる。このような病態を指して心身症と呼んでいる。 遺伝的な素質を持った人に，心理・社会的因子を含む後天的な諸因子が加わり発症すると考えられている。
2．心身症の定義 「身体的障害で発症や経過に心理・社会的因子の関与が認められる病態」 ①身体的障害は自律神経，内分泌，免疫系を介して，特定の器官系統に出現し，「器質的な病変」ないし，「病態生理的過程の関与」が認められる。 ②心理社会的因子が明確に認められ，これと身体障害に発症や経過との間に時間的な関連性がみとめられる。 ③身体症状を主とする神経症やうつ病などは除外する。

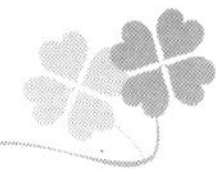

表２　池見の心身医学の概念（池見，1963 より転載）

「注意を促しておきたいことは，心身医学は『病は気から』というような諺を文字通りに受け取ろうとする医学でもなければ，心だけが原因で病気がおこるとする医学でもないということである。心身医学は，なんらかの体の異常や症状を訴える患者について，その原因を心身両方向から，さらには気候，風土などの条件も考えに入れて総合的に診断する，また治療に当たっては身体的な面に重点をおくべきか，心理的な面に力を入れるべきか，あるいはその両方にたいする処置を行うべきかなどをよく判断して，それぞれの症例に応じた適切な治療を行うことを目的としている。 われわれは現代医学が身体の面にだけ偏っていることを矯正しようとして，今度はかえって行きすぎた精神主義に陥ることのないよう，よほど慎重でなければならない。心身医学は，身体医学の今日までの輝かしい成果を否定して，精神主義を築こうというものでは決してない。それは，体だけでなく心も含めた立場から病気を見直すことによって，身体医学的な治療だけでは想像もつかなかったような新しい治療の可能性を見出してゆこうとするものである」

体疾患が起こる，という単純な心身相関や精神主義にもとづくものではないと述べている（表２）。

具体的な例で心身症を説明すると，例えば学生の場合，試験の時期になると決まって下痢や食欲不振などの腹部症状や睡眠障害が続く，社会人では人間関係や不条理な職場環境などから生活習慣病を発症した，大切な仕事の前には決まって喘息発作が起きる，ストレスが強まると肩こりや頭痛などの痛みが強くなる。などの「身体疾患」であり，臨床検査を行えば器質的な変化や機能的な異常が見つかる場合が多い。同様に，症状と心理社会的因子との間に時間的関連が強くみられ，心理社会的問題を軽減するような治療を加えることで病状に改善が見られるなど，ストレスとなる因子の変化により身体症状の改善や増悪が見られることが多い。また，社会適応は比較的良好であるが過剰適応性や，身体治療を十分に行っても症状が十分に改善せず，病歴が長期間にわたることもあるなどの特徴が見られることが多い。

このように心身症とは，その定義にあてはまる病態にのみ，過敏性腸症候群（心身症），気管支喘息（心身症），胃潰瘍（心身症）などとカッコに心身症とつけて表記する。心理的社会的な問題があるからといって，単純に心身症と診断されるわけではなく，身体症状を身体医学の立場から遺伝的な素因なども含め十分に評価したうえで，心理的・社会的な因子も含め総合的に診ていくことが特に必要な疾患である（表３）。

心身症の発症機序としては，ストレス理論，認知理論，自律神経理論，精神分析理論など各領域から研究が進んでいるが，近年では中枢神経系・自律神経系・末梢神経系・内分泌系・免疫系などを情報システムとして捉え，心と身体の相互

表３　心身医学的な配慮がとくに必要な疾患
（日本心身医学会「心身医学の新しい診療指針 1991」より転載）

1．呼吸器系 気管支喘息，換気症候群，＊神経性咳嗽，喉頭痙攣，慢性閉塞性肺疾患など
2．循環器系 本態性高血圧症，本態性低血圧症，起立性低血圧症，冠動脈疾患（狭心症，心筋梗塞），一部の不整脈，＊神経循環無力症，レイノー病など
3．消化器系 胃・十二指腸潰瘍，急性胃粘膜病変，慢性胃炎，＊non-ulcer dyspepsia，過敏性腸症候群，潰瘍性大腸炎，胆道ジスキネジー，慢性肝炎，慢性膵炎，＊心因性嘔吐，＊反すう，びまん性食道痙攣，食道アカラシア，＊呑気症（空気嚥下症）およびガス貯留症候群，＊発作性非ガス性腹部膨満症，＊神経性腹部緊満症など
4．内分泌・代謝系 神経性食欲不振症，（神経性）過食症，Pseudo-Bartter 症候群，愛情遮断性小人症，甲状腺機能亢進症，心因性多飲症，単純性肥満症，糖尿病，腎性糖尿，反応性低血糖など
5．神経・筋肉系 筋収縮性頭痛，片頭痛，＊その他の慢性疼痛，痙性斜頸，書痙，眼瞼痙攣，＊自律神経失調症，＊めまい，＊冷え症，＊しびれ感，＊異常知覚，＊運動麻痺，＊失立失歩，＊失声，＊味覚脱失，舌の異常運動，＊振戦，チック，舞踏病様運動，ジストニア，＊失神，＊痙攣など
6．小児科領域 気管支喘息，過換気症候群，＊憤怒痙攣，消化性潰瘍，過敏性腸症候群，反復性腹痛，神経性食欲不振症，（神経性）過食症，周期性嘔吐症，＊呑気症，＊遺糞症，＊嘔吐，＊下痢，＊便秘，＊異食症，起立性調節障害，＊心悸亢進，情動性不整脈，＊神経性頻尿，＊夜尿症，＊遺尿症，＊頭痛，片頭痛，＊めまい，＊乗物酔い，＊チック，＊心因性痙攣，＊意識障害，＊視力障害，＊聴力障害，＊運動麻痺，バセドウ病，糖尿病，愛情遮断性小人症，肥満症，アトピー性皮膚炎，慢性蕁麻疹，円形脱毛症，＊抜毛，＊夜驚症，＊吃音，＊心因性発熱など
7．皮膚科領域 慢性蕁麻疹，アトピー性皮膚炎，円形脱毛症，汎発性脱毛症，多汗症，接触皮膚炎，日光皮膚炎，湿疹，皮膚掻痒症（陰部，肛囲，外耳道など），血管神経性浮腫，尋常性白斑，扁平および尋常性疣贅など
8．外科領域 腹部手術後愁訴（いわゆる腸管癒着症，ダンピング症候群その他），頻回手術症，形成術後神経症など
9．整形外科領域 慢性関節リウマチ，＊全身性筋痛症，結合織炎（筋硬結），腰痛症，＊背痛，多発関節痛，＊肩こり，頸腕症候群，外傷性頸部症候群（いわゆるむち打ち症を含む），痛風，他の＊慢性疼痛性疾患など
10. 泌尿・生殖器系 ＊夜尿症，＊遺尿症，＊神経性頻尿（過敏性膀胱），＊心因性尿閉，遊走腎，＊心因性インポテンス，前立腺症，尿道症候群など
11. 産婦人科領域 更年期障害，機能性子宮出血，＊婦人自律神経失調症，＊術後不定愁訴，月経痛，月経前症候群，月経異常，続発性無月経，卵巣欠落症候群，卵巣機能低下，老人性膣炎，慢性附属器炎，攣縮性パラメトロパティー，骨盤うっ血，不妊症（卵管攣縮，無排卵周期症を含む），外陰潰瘍，外陰掻痒症，性交痛，性交不能，膣痛，外陰部痛，外陰部異常感，帯下，不感症，膣痙攣，流産，早産，妊娠悪阻，微弱陣痛，過強陣痛，産痛，軟産道強靭，乳汁分泌不全，＊マタニティーブルーなど

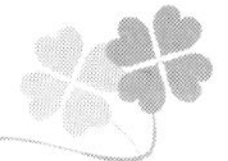

表3つづき

12. 眼科領域 中心性漿液性脈絡網膜症，原発性緑内障，＊眼精疲労，＊本態性眼瞼痙攣，＊視力低下，＊視野狭窄，飛蚊症，＊眼痛など
13. 耳鼻咽喉科領域 ＊耳鳴，眩暈症（メニエール病，動揺病），＊心因性難聴，アレルギー性鼻炎，慢性副鼻腔炎，＊味覚障害，＊頭重，＊頭痛，口内炎，＊咽喉頭異常感症，＊嗄声，＊心因性失声症，＊吃音など
14. 歯科，口腔外科領域 顎関節症，牙関緊急症，口腔乾燥症，三叉神経痛，舌咽神経痛，ある種の口内炎（アフタ性および更年期性），＊特発性舌痛症，＊義歯不適応症，＊補綴後神経症，＊口腔・咽頭過敏症，頻回手術症など

＊一過性の心身反応，発達の未分化による心身症状（反応），および神経症の場合も含まれる

関係を科学的に解明しようとする研究が進んでいる。

Ⅲ　心療内科での公認心理師の活動

1．心療内科での診療の流れと公認心理師の職能・役割

心療内科の治療スタッフは医師・看護師・公認心理師で構成される場合が多く，1963年に九州大学病院に心療内科が開設された時にはすでに心理職は採用されていた。日本の心身医学は主に内科系医師による治療のなかに積極的に心理学を導入し，その心理学的アプローチの担い手として公認心理師が活動しており，今日，心身医療における公認心理師は単なるマンパワーとしてではなくチーム医療の一員として，医師と公認心理師は現実的に相補的役割を取れるものであり，治療法の選択肢も広がるとの評価を得ている。

心身症の治療は心理社会的因子が密接に関与する心身相関の機序を明らかにしなくてはならないため，bio-psycho-social modelに基づく治療や面接を行う必要がある。一般診療科では初診患者は医師によって医療面接（以前は問診と呼んでいた）が行われるが，公認心理師の在籍する心療内科では，医師の指示により初診前にインテーク面接や心理検査を公認心理師が行うことが多い。心療内科での治療となった場合には，身体治療を進める中で必要に応じて心理療法の実施が公認心理師に依頼される。図1に心療内科外来での標準的な診療の流れと公認心理師の職責・役割を示す。

初診で来院した患者は，図に示す①～⑩の番号に沿って診療が進むことが多い。

①受診した患者の診療録（medical record：ドイツ語でカルテ）を作成する。

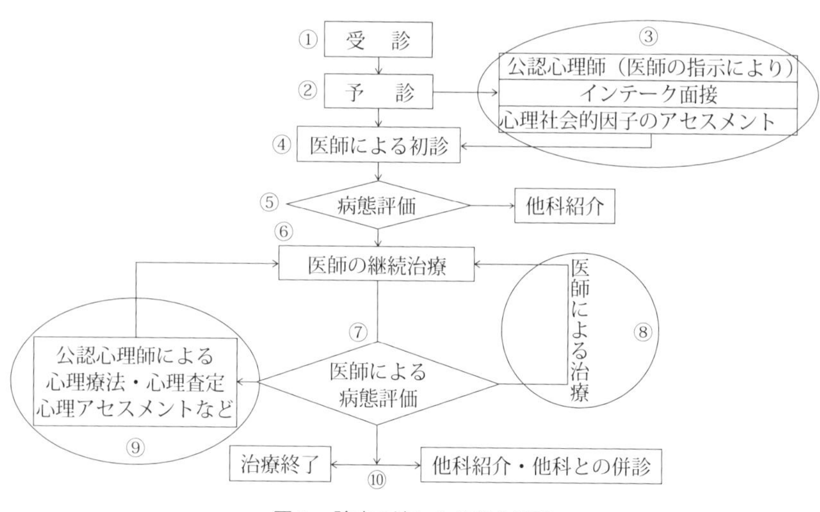

図１　診療の流れと公認心理師

②医師の指示により公認心理師の初診前予備面接やインテーク面接を行う。

③公認心理師は主に30分から1時間程度の時間をかけ，主訴，現病歴，既往歴，家族歴，その他主訴に関する医療面接を行い，場合によっては各種の心理検査を施行することもある。これらの結果を整理し，また主訴に関係する心理社会的背景を客観的にアセスメントし，カルテに記載すると共に担当医に報告する。

④医師による初診。医師は医療面接や理学的検査（身体診察）を実施，心理社会的側面は公認心理師によるアセスメントを参考に必要な部分は直接的な質問などで補う。

⑤医師は病態をアセスメントし，必要な臨床検査の指示や投薬等の治療を行う。また，今後の治療計画の説明や，明らかに心療内科の対象疾患ではない場合は他科紹介についてのインフォームド・コンセント（informed consent：十分な情報が伝えられた上での合意）を行う。

⑥心療内科での継続治療の開始。

⑦初診時の各種検査結果，投薬治療などの結果を医師はアセスメントし，継続的な身体治療が必要な場合は，⑧医師による継続治療となる。継続治療の中で身体的な治療の他に心理学的治療やアセスメントが必要となる場合は，医師の指示により⑨公認心理師のアセスメントや心理療法が開始される。心理療法等は毎回アセスメントしカルテ記載とともに医師に報告され，医師の治療に活かされ，⑧の身体治療と⑨の心理療法が並行しながら継続して行く。

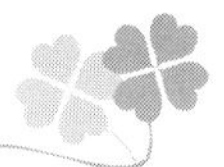

治療により主訴が改善・治癒したと病態評価がなされた場合には⑩治療終結となる。あるいは心療内科以外の治療が必要な場合は他科への紹介又は併診となる場合もある。

図１に示すように公認心理師の職能は③および⑨にあり，公認心理師に求められる職責として，心理アセスメントの能力，基本的な医学的知識，適切な医療面接の実施，チーム医療の実践，心理療法などの臨床能力，適切な治療的介入，患者や医療者とのコミュニケーション能力，などの充実が求められる。また，⑧⑨のように身体治療と平行して心理療法等が行われていく場合には，医師と公認心理師の治療構造が乖離しないように注意する必要がある。

③のインテーク面接では診療にとって必要な情報を得ることが目的となるが，インテーク面接では経験の少ない公認心理師の場合は，患者評価グリッド（表４）などを用いると正確なアセスメントを行うことができる。患者評価グリッドとは，リー Leigh（1980）らによって提唱された患者評価のためのツールの一つであるが，患者の訴えを整理するために，生物学的，個人的，環境的な軸と，現在，近い過去，体質なども含めた背景を軸とする２次元マトリックスを作り，インテーク面接で得られた内容を当てはめていく。患者の訴える症状には患者自身も意識していない要因が関係していることもあるため，心理社会的な視点を整理するための有用なツールである。

2. チーム医療と公認心理師

チーム医療とは，一人の患者に複数の医療専門職が連携して適切な医療を提供するような機能を持った組織的な医療を意味し，大学病院や総合病院ではさまざまな職種のメディカルスタッフが連携・協働して治療に係わっている（表５)。医学の初めは医師が医療のすべてを担っていたが，その後医師の行う業務の一部を看護師が担うようになり，さらに近年では医療の専門化・複雑化により医師・看護師だけでは医療を担うことが困難となり，さまざまな医療専門職種が生まれた。以前は医師以外の医療スタッフは，パラ（準)・メディカルと呼ばれていたが，コ（共同）・メディカルと呼ばれるようになり，さらに近年のチーム医療の中ではチームスタッフと呼ばれている。

従来の医療は医師の診療行為を中心としたDoctor Oriented System（DOS）であり，診療録記載であったが，近年の医療は患者の抱える問題を中心に医療を行う Problem Oriented System（POS：問題志向型システム）に変わりつつある。

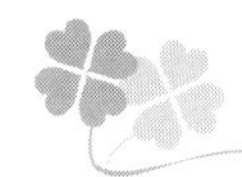

表４　患者評価グリッド（心療内科実践ハンドブックより転載）

	現在 （現在の状態）	近い過去 （近い過去の出来事，変化）	背景 （文化，特性，体質）
生物学的 （身体的）	身体症状・診察所見 臨床検査の異常所見 関連臓器の状態 使用薬剤など	初発症状 身体状態の変化 使用薬物の変更など	遺伝的背景，体質 身体的疾患の既往歴 身体的疾患／精神的疾患の家族歴 など
個人的 （心理的）	主訴（身体的／精神的愁訴） 精神状態 病気に対する考え 希望する治療など	性格の変化 気分／行動の変化 習慣の変化 病気へのとらわれなど	パーソナリティ特性 防衛機制／対処行動 精神的疾患の既往 教育・知的レベルなど
環境的 （社会的）	同居者 サポートシステム 職業 社会的ストレス（人間関係等） 物理的環境など	生活状態の変化 職業の変更 生活上の出来事 近親者の病気など	両親の職業／社会的経済的階級 人生早期の病気体験 学校生活での特筆事項（学歴） 結婚時期など

表５　チーム医療の構成員

医師，歯科医師，看護師，助産師，歯科衛生士，薬剤師，理学療法士，作業療法士，視能訓練士，放射線技師，臨床検査技師，管理栄養士，栄養士，臨床工学師，義肢装具士，言語聴覚士，精神保健福祉士，公認心理師，医療ソーシャルワーカー，看護助手，介護職員，事務職員

POS は患者の治療上の問題点を情報として集め，客観的に問題点を評価し，最適な治療方法を計画し，他のチームスタッフと共通認識の元で医療を進めていくために実施する一連の作業システムであり，そのための問題志向型診療録（POMR：Problem Oriented Medical Record）は必須となっている。POMR 形式の診療録は SOAP 形式とも呼ばれ，“ S ”は患者の訴え，“ O ”は診察所見や検査所見，“ A ”は S と O から考えられる診断や見立て，“ P ”は問題解決のための治療計画，であり SOAP の順にカルテ記載することにより，患者の問題点や治療者の所見，治療方針やプロセスが整理され，他の医療関係者が見ても分かりやすくなるなど治療に必要な情報を正確に共有できる。そのため公認心理師がチーム医療の一員として機能していくためには，公認心理師の行う心理面接，心理療法，アセスメントなども POMR および SOAP に沿った記載が求められる（表６）。

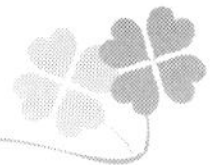

表６　公認心理師による SOAP の基本的記述

S：Subjective Data 患者の訴えを時間経過に沿って記述する。曖昧な表現を避けながら症状が「いつからいつまで，どのようなきっかけで，どこに出現し，どう変化しているか」など「5W1H」の要領で記載する。
O：Objective Data 本来は身体所見や臨床検査所見の記載であるが，公認心理師の場合には心理検査所見や面接時の行動観察記録などを記載する。また，他院における治療や検査所見などがあれば同様に記載する。
A：Assessment S と O の記載から，心理診断，見通し，検査データの解釈などを記載する。特にインテーク面接や心理検査，継続した心理療法中などの認知・行動・態度などの変化は大切な評価となる。
P：Plan A から問題解決のための計画，それを実行するための計画を具体的に記載する。

３．心療内科での心理療法

心療内科で用いられる治療法を（表 7）に示す。身体疾患の治療のための薬物治療を中心に生活指導が行われ，症状によっては抗不安薬，抗うつ薬，睡眠薬などが加えられる。多くの場合身体疾患が落ち着いてきた後に，心理社会的要因に対する治療が必要な場合に公認心理師による各種心理療法が行われる。

心理療法の中心は Client-centered（クライエント中心）なカウンセリングが土台となることが多く，その後病態に合わせ，精神力動的な解釈に視点を置く場合には精神分析や交流分析などの分析的なアプローチが用いられ，行動的な側面に視点を置く場合には行動療法や認知行動療法などの行動医学的な手法が用いられる。また，心身相関から生じるさまざまな身体の緊張などに視点を置く場合には，自律訓練法などのリラクセーション法が用いられ，病態によってさまざまな心理療法が適宜柔軟に組み合わされて実施される事が多く，心身医療に特化した特別な心理療法があるわけではない。また，身体疾患の治療のために行動制限や生活上の制限，心理社会的教育などが必要な場面も少なくないため，Directive（指示的）な面接や介入の技術が必要となる場合もある。

心理療法を適用する場合には，その目的とそれを達成するための治療計画を明確化し，心理療法によって患者の病態がどのように変容していくかを評価し，患者自身が主体的に治療に参加するように工夫することが必要である。心療内科で公認心理師に要求される心理療法は第一に身体症状の緩和に必要な心理療法であ

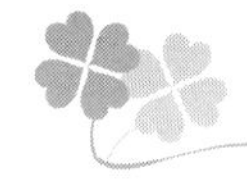

表7　心療内科で用いられる治療法

1．身体疾患に用いられる治療法	
2．生活指導（食事，睡眠，運動，仕事，趣味など）	
3．抗不安薬，抗うつ薬，睡眠薬など向精神薬	
4．心理療法 ①カウンセリング，指示的療法（指示的カウンセリング・生活指導・心理教育など） ②専門的な心理療法	
自律訓練法	精神分析的精神療法
交流分析法	行動療法
認知行動療法	バイオフィードバック療法
ブリーフセラピー	家族療法
芸術療法	箱庭療法
作業療法	ゲシュタルト療法
音楽療法	バリント療法
内観療法	森田療法
ソーシャルスキルトレーニングなど	

るため，公認心理師は得意な心理療法に固執することなく，患者の状態によって適切な技法を施行することができるよう各種の心理療法を習得しておくことが必要である。

4．心療内科での心理検査

心理検査は心理アセスメントの１つの柱であり公認心理師の専門分野でもある。病態に関係する患者の心理状態や行動様式を客観的に理解するために，必要に応じて各種の心理検査を用いることが多い。心療内科で用いられている心理検査には，質問紙法検査では，矢田部・ギルフォード性格検査（Y-G 性格検査），エゴグラム，顕在性不安尺度（MAS），STAI（不安尺度），POMS（気分尺度），ミネソタ多面人格目録（MMPI），抑うつ尺度（SDS），等がある。投影法検査では，ロールシャッハテスト，TAT，PF スタディ，SCT，バウムテスト，風景構成法検査，家族画，等が用いられ，クレペリン検査や知能検査，認知機能検査なども必要に応じて行なわれる。

心理検査にはそれぞれ構造や水準，長所・短所があるため，１種類の検査で明らかにできることは限られる。そのため複数の異なるテストを組み合わせる（テスト・バッテリー）ことが多いが，テストバッテリーは検査の目的や患者の状況に応じて選ぶ必要があり，公認心理師としての力量が発揮されるところでもある。

心理検査を実施する場合，患者に対する十分な配慮が必要となる。主治医との

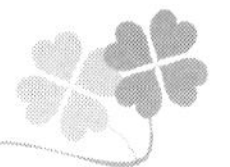

間で検査目的や実施時期などの具体的な検討を行い，患者に対しては主治医と公認心理師の両者から検査に関する十分なインフォームド・コンセントと動機づけを行うことが心理検査の精度を高めることにつながる。また，患者が落ち着いて検査に臨めるような検査場所や検査時間の設定などへの配慮も大切である。また，検査結果は身体治療への情報となるため主治医やチームへ報告することになるが，心理学用語を多用することなく分かりやすい言葉で簡潔に伝えることが大切である。その場合心理検査の結果のみを伝えるのではなく，現病歴，生育歴，社会的環境など面接や行動観察から得られた情報も加え，総合的にアセスメントすることが求められる。また，心理検査結果の患者への説明は主治医の治療方針とも関係するため，十分に主治医と打ち合わせを行った上で説明する必要がある。心理検査は検査者自身の技量が結果や評価に影響するため，公認心理師は心理検査のレパートリーを持ち，正確な実施やアセスメントの訓練が必要である。

5．心療内科で必要とされる公認心理師の医学知識

心療内科の対象は身体疾患であるため，チーム医療を担っていくためには公認心理師も疾患に対する最低限の医学的知識が必要となる。そのため日本心身医学会では，一定レベル以上の心理職養成のための研修ガイドラインを設けており，その中で医療基本分野として①公衆衛生学，②医学概論・医学総論，③薬理学・薬理学一般，医療システムとして①診療録，② POMR・SOAP，③健康保険制度，その他臨床各領域における身体疾患の学習を求めている。公認心理師養成カリキュラムに沿った，この『公認心理師の基礎と実践』シリーズ 21 巻「人体の構造と機能および疾病」では，身体構造やさまざまな疾病や障害などについて解説しているため参照することが望ましい。

VI　終わりに

医療施設で働く公認心理師の業務には，患者のインテーク面接，心理診断，心理療法を担当することが多く，チーム医療の心理面を分担している。今後この機能をより充実させていくためには公認心理師は医療の担い手であるという認識にもとづいた学習が必要である。それには，医療システム，医の倫理と患者の権利，診療録の記述・扱い方，医療事故防止，感染症対策などが最低限必要な知識であろう。さらに，身体疾患や精神医学の知識，心身相関の知識，コンサルテーション・リエゾン・サービスの知識，その他面接・心理検査・行動観察など公認心理

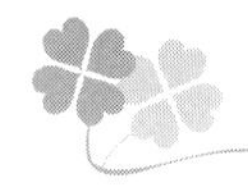

師の職能として必要な技法を病態やその時々の状況に合わせて柔軟に選択し，科学的な根拠を持って適用していくために，質の高い研修を継続していくことが必要であり責務であろう。

◆学習チェック表

□　心身医学について理解した。
□　心身症について理解した。
□　心療内科のチーム医療について理解した。
□　診療録の記述について理解した。
□　心療内科で使われる心理療法，心理検査について理解した。

より深めるための推薦図書

　久保千春編（2009）心身医学標準テキスト．医学書院.

文　献

池見酉次郎（1963）心療内科．中公新書，pp.53-54.
九州大学医学部心療内科編（2002）九州大学心療内科開講 40 周年記念誌．大道学館出版部.
松野俊夫（2009）第 6 章 心と身体の心理臨床．新医療と看護の心理学．In：藤田主一・山崎晴美編．福村出版，pp.82-94.
松野俊夫（2003）臨床心理学シリーズ第 5 巻　臨床心理学実習．培風館 , pp.174-190.
日本心身医学会教育研修委員会編（1991）心身医学の新しい治療指針. 心身医学, 31(7); 537-576.
日本心身医学会編（2010）日本心身医学会 50 年史．三輪書店.
日本心療内科学会監修（2009）心身医学実践ハンドブック．マイライフ社，pp.54-55.

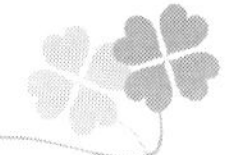

第７章

小児医療・母子保健領域における公認心理師の活動

永田雅子

Keywords　小児医療，周産期医療，コンサルテーション・リエゾン，チーム医療・多職種連携，母子保健，妊娠期からの切れ目のない支援，健やか親子 21

Ⅰ　小児医療とは

日本においては近年，少子高齢化が進んできており，2019 年の出生数は 86 万 5,234 人で，第二次ベビーブームの 1970 年代の半数以下までに減ってきている。総人口における子どもの割合は 2019 年で 12.0％であり，今後もその割合が減少してくることが予想されている。小児の医療提供体制については，15 歳までを小児として対応がおこなわれており，国民皆保険制度の下，子どもの医療費の窓口負担については，義務教育就学前は２割，就学後は３割とされているが，少子化対策の一環として，子どもと保護者が安心して医療機関を受診できるよう，地方自治体が地方単独事業により，さらに医療費の減免措置を講じているところが少なくない。

全体的な子どもの数が少なくなり，小児医療の対象者が減っていることが背景にあり，小児医療の領域においては，施設の重点化・集約化が進んできている。医療法の改正により，健康管理や一般的な疾病への対応等，住民の日常生活に密着した医療を行う市町村を中心とした一次医療圏と，医療法で定められ，都市と周辺地域を一体とし，入院治療や包括的な医療が行われる二次医療圏と，専門性の高い，高度・特殊な医療が行われる県全域を担う三次医療圏に整備されるようになってきており，小児医療の中核を担う医療機関と地域の小児かかりつけ医等の役割分担が進んできている。

現在，小児医療および周産期医療は，医療計画で重点的に取り組む四疾病五事業（がん，脳卒中，急性心筋梗塞，糖尿病の４疾病と救急医療，災害時における

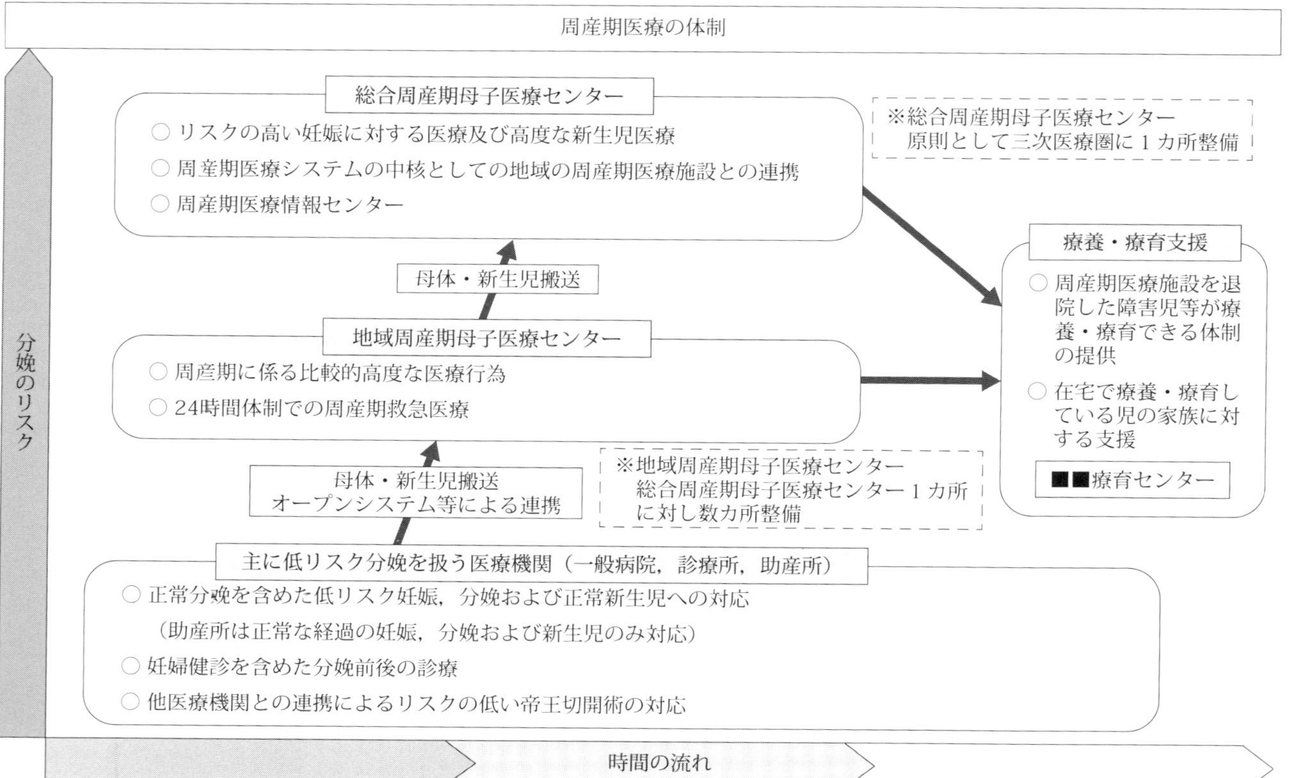

図1　小児医療の体制図（厚生労働省）https://www.mhlw.go.jp/content/10800000/000401051.pdf（2020年9月20日閲覧）

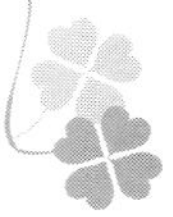

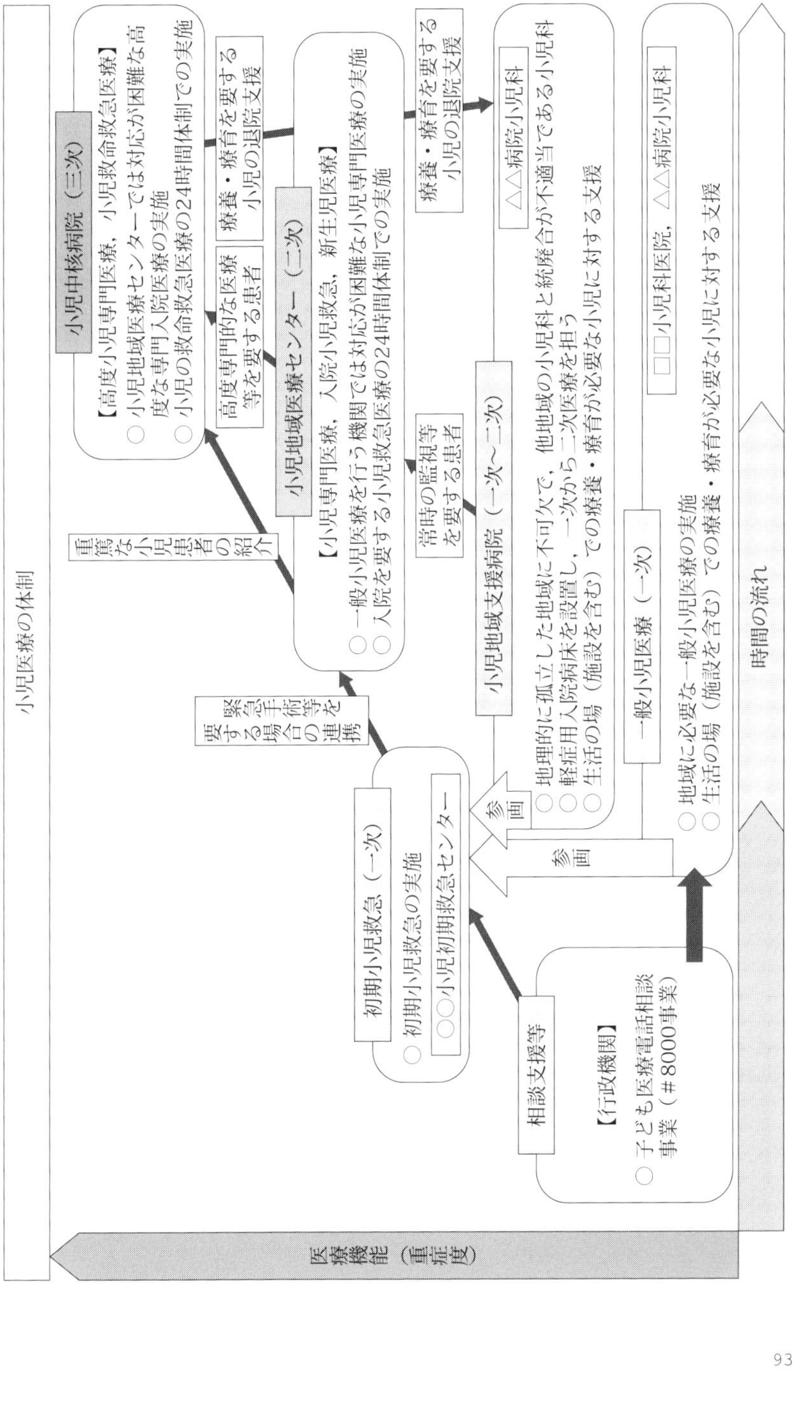

小児医療の体制

医療機能（重症度）

小児中核病院（三次）
【高度小児専門医療，小児救命救急医療】
○ 小児地域医療センターでは対応が困難な高度な専門入院医療の実施
○ 小児の救命救急医療の24時間体制での実施

重篤な小児患者の紹介

高度専門的な医療等を要する患者

療養・療育を要する小児の退院支援

緊急手術等を要する場合の連携

小児地域医療センター（二次）
【小児専門医療，入院小児救急，新生児医療】
○ 一般小児医療を行う機関では対応が困難な小児専門医療の実施
○ 入院を要する小児救急医療の24時間体制での実施

初期小児救急（一次）
○ 初期小児救急の実施
○○小児初期救急センター

常時の監視等を要する患者

療養・療育を要する小児の退院支援

相談支援等

【行政機関】
○ 子ども医療電話相談事業（＃8000事業）

参画

参画

小児地域支援病院（一次～二次）
△△病院小児科
○ 地理的に孤立した地域に不可欠で，他地域の小児科と統廃合が不適当である小児科
○ 軽症用入院病床を設置し，一次から二次医療を担う
○ 生活の場（施設を含む）での療養・療育が必要な小児に対する支援

一般小児医療（一次）
□□小児科医院，△△病院小児科
○ 地域に必要な一般小児医療の実施
○ 生活の場（施設を含む）での療養・療育が必要な小児に対する支援

時間の流れ

図２　周産期医療の体制図（厚生労働省）https://www.mhlw.go.jp/file/06-Seisakujouhou-10800000-Iseikyoku/3_3.pdf（2020.9.20 閲覧）

医療，へき地の医療，周産期医療，小児医療［小児救急医療を含む］の5事業が定められている）の一つとして位置づけられている。症状の経過に基づくきめ細かな対応が求められるものとして，病院と病院，病院と診療所，さらには在宅へという連携に重点を置くものとして位置づけられている（図参照）。

II　小児医療領域の現状

医療の進歩により小児の死亡率が減少し，出生体重2,500g未満の低出生体重で生まれてくる赤ちゃんは，全体の出生数の9.6〜9.7％を占め，500g未満で生まれてきた子どもたちも救命されるようになってきた。また先天性疾患や慢性疾患があったとしても，生命予後が飛躍的に改善し，後遺症もなく生活できるようになってきている。その結果，疾患を抱えたまま成人まで移行する子どもが増えており，また医療ケアが必要な状態でも在宅移行し，地域で生活をできるようになってきた。その中で，疾患そのものの治療だけでなく，子どもたちのQOL（生活の質）を保障する体制の整備が求められるようになってきている（永田ら，2011；宮本，2017）。

またそれに加えて，小児医療の場には，重症度にかかわらずすべての子どもたちが受診となり，その中にはさまざまな社会的な背景を持っている子どもたちも存在している。子どものこころへの関心の高まりとともに，家族ケアの重要性が認識されるようになってきており，小児医療の場においても子どもの発達保障やきょうだいをふくめた家族のこころのケアに焦点があてられるようになってきている。また，国の方針で，妊娠期から子育て期にわたるまでのさまざまなニーズに対して切れ目のない支援を行うことが求められるようになり，産科や，地域との連携がこれまで以上に求められるようになってきた。通常の小児科医療の中でも，子どもの発達障害の早期発見と支援，親のメンタルヘルスも含めたケア，思春期の子どもの心身の問題や発達障害への対応も行われるようになってきている。そうした中，子どもの心の診療に携わる「子どものこころ専門医」の資格制度がたちあがり，2021年から本格的な研修がおこなわれる予定となっている。子どものこころの専門医は，小児精神医学，小児心身医学を基礎として，子どもの精神疾患，神経発達症（発達障害），心身症，不登校，虐待など，子どもの心の諸問題に対応する専門医である。心理職のなかでも小児医療を専門とする心理職の養成が急務となってきている（永田，2017）。

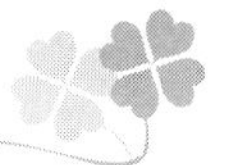

Ⅲ　小児医療領域における心理職の地位と活動の広がり

医療領域での心理職の活動は，当初，精神科領域が中心であったが，少しずつ他科にもその活動が広がっていった。小児科領域においては1950年ころから心理の文献的な報告がみられるようになり（松嵜，2015），1963年には東京女子医科大学小児科の中に心理部門が設置されるなど，外来を中心に小児医療領域でも，心理職が活動をするようになっていった。1990年代にはいると小児科病棟での連携やチーム医療の中で，臨床心理士が取り上げられるようになり，研究論文等の数も急速に増加している（松嵜, 2015）。当初は医師の発表が多かったが，日本小児科学会の下部団体の学会（日本小児精神神経学会, 日本小児心身医学会，日本未熟児新生児学会［2016年より日本生育新生児学会］）などで，心理職の立場からの発表が積み重ねられるようになり，1990年代後半には，周産期医療領域および小児科全体での横の連携を目指した団体が立ち上がった。1996年に設立された小児臨床懇話会は，その後，活動が途絶えたが，1998年に設立された周産期心理士ネットワークは，各地方会，全体研修などを企画・運営し，職能団体として活動を続けている（丹羽ら，2012）。

アメリカでは1991年には大学病院小児科の70%に配置され，2011年には全小児病院で心理的援助が提供できるような体制が整えられてきた。その活動内容は，心理検査，心理的治療（症状緩和，疼痛管理，治療意欲の促進，心理療法），研究活動であり，子どもの症状（攻撃性，不安，夜尿，チック，反復性腹痛，肥満，学校生活上の問題等）の改善や医療機関の利用の減少が報告されている（細田，2011）。日本では，2012年に報告された日本臨床心理士会の第6回「臨床心理士の動向調査」で，回答者の35.5%が病院・診療所に勤務しており，そのうち26.8%（378名）が小児医療，8.4%（119名）が周産期医療の場で活動をしていたが，そのほとんどが非常勤の勤務であり，その地位は十分に確立されたものではなかった。しかし，2010年の「周産期医療体制整備指針」の改正で，総合周産期母子医療センターおよび地域周産期母子医療センターでの臨床心理士等の臨床心理技術者を配置が明記されたこと，2012年「小児がん医療・支援の提供体制のあり方について」という報告書の中で，小児がん拠点病院の要件として小児科領域に関する専門的知識を有する臨床心理士や社会福祉士等の療養を支援する担当者を配置していることが望ましいと明記されるなど，周産期および小児医療に必要な職種として心理職が位置づけられてから，心理職の周産期および小

児医療領域での雇用が急速に拡大してきており，常勤で活動する人も増えてきている。

心理職が求められる役割も多岐にわたるようになってきており，診断・再発の医学的説明の時の対応や入院が長期化し，不適応症状が生じた場合への対応，ターミナル期の家族支援などその活動の幅が広がっていきている。小児期の身体の発達や，疾患の基礎知識，治療の基本的な経過を理解することや，医師，看護職だけでなくSW（ソーシャルワーカー），リハビリ専門職，保育士，クラーク（医療秘書）など小児領域で働く他職種の役割と連携を十分に認識する必要性があり，汎用性のある公認心理師の資格を土台に小児科領域に入職をした人の初期教育や研修・研鑽の場を提供していくことが求められるようになってきている。

Ⅳ　小児医療における心理職の役割

小児科における心理臨床の役割としては心理アセスメント，心理療法等を含めたこころのケア，地域や家族との連携，医療スタッフとの連携があり，それぞれが独立しつつ重なり合いながら行われている。また疾患を抱える子どもの家族や，きょうだいもストレスを感じており，心理的な影響をうけている（小澤，2005；永田ら，2015）と指摘されており，そのこころのケアも課題となってきている。近年は，新生児集中治療室や小児科病棟で日常的に活動をし，入院している子ども，家族に対する心理支援や，医学的説明の場の同席，スタッフのメンタルヘルスの支援も心理職の役割の一つとして担うようになってきている。ここでは小児医療領域で求められている心理職の役割について，主なものを概説する。

1．心理アセスメント

小児医療領域で，古くから心理職に求められた役割でもあり，現在でも心理アセスメントは小児医療における心理職の基本的な活動の一つである。子どもは，発達的要因や，環境要因に影響を受けやすく，疾患自体によってその状態像も変化しうる。心理学的な立場からのアセスメントをすることは，発達途上で，十分自分の意思を表明することができない子どもの状態を医療スタッフや家族に理解をしてもらうことにつながっていく。

心理アセスメントにはいくつかの種類があるが，ここでは心理検査を中心に，アセスメント面接，行動観察，家族関係・集団生活の場，病棟や小児科スタッフという場のアセスメントを取り上げる。

表１　臨床心理・神経心理検査に関する医科診療報酬点数一覧（令和２（2020）年４月）

	操作が容易なもの（80点）	操作が複雑なもの（280点）	操作と処理が極めて複雑なもの（450点）
発達・知能検査	津守式乳幼児精神発達検査 遠城寺式乳幼児分析的発達検査 デンバー式発達スクリーニング グッドイナフ人物画知能検査 フロスティッグ視知覚発達検査	新版Ｋ式発達検査 WPPSI 知能診断検査 田中ビネー知能検査Ｖ Vineland Ⅱ適応行動尺度	WISC- Ⅳ知能検査
人格検査		バウムテスト SCT 文章完成法テスト P-F スタディ 描画テスト	ロールシャッハテスト TAT 絵画統覚検査 CAT 幼児児童用絵画統覚検査
その他心理検査	STAI 状態・不安検査 CAS 不安測定検査 GHQ 精神健康調査 DSRS-C バールソン児童用抑うつ性尺度 AQ 日本語版自閉症スペクトラム指数	ベンダー・ゲシュタルト・テスト	KABC- Ⅱ DN-CAS 認知評価システム CARS 小児自閉症評定尺度 PARS-TR 親面接式自閉スペクトラム症評定尺度

①心理検査

心理アセスメントの方法として最も代表的なものである。心理検査にもさまざまな種類があり，子どもの心理や発達の状態を把握するために必要な検査を組み合わせて実施する。心理検査は構造化された場面で，客観的な子どもの情報を多く得ることができる。しかし，長時間にわたると子どもに負荷がかかるため，必要な情報を過不足なく得られるようバッテリーを考える必要がある。

小児科でよく使われるのは発達・知能検査である。それ以外にも人物画や家族画などの描画法，ベンダー・ゲシュタルト・テスト等の視覚認知検査，発達障害のスクリーニング検査等である。表１に 2020 年現在，保健診療で認められている小児領域でよくつかわれる検査一覧を提示する。

②アセスメント面接

子どもの心理状態を見立てて援助方針を決定するために必要な情報を，実際に子どもや親と面接することで確認を行っていく。受診に至った経緯，生育歴，家族歴，本人の性格等を保護者に話してもらうだけでなく，子ども本人からどうして来院したのか，何に困っているのか語ってもらうことも必要である。年少の子

どもなど，十分言葉で表現できない場合は，遊びを媒介として発達段階や，他者とのかかわり方，感情の表現等をアセスメントしていく。

③行動観察

子どもの表情，服装，声の大きさ，話し方，癖などだけでなく，子ども自身の行動や親子のやり取り等，さまざまな観点からアセスメントをおこなっていく。心理検査や面接の場面はもちろんのこと，医師の診察場面，検査，待合での様子など，場面による違い等を観察し，心理検査や面接の結果と合わせて検討を行う必要がある。

④場のアセスメント

小児病棟や周産期母子医療センターなどに入院している場合，子どもにとって生活の場が病棟である。子どもにとって病棟がどういった場であり，かかわるスタッフとの関係や，病棟全体でどういった力動が働いているのかをアセスメントすることも重要となってくる。入院児やその家族とのかかわり方について，主治医や看護師など病棟スタッフが困っていることも少なくなく，場のアセスメントを行ったうえで，病棟スタッフへの支援を行うことが子どもや家族に対する援助につながるという視点も必要となってくる。

⑤フィードバック

アセスメントの結果のフィードバック自体が支援につながっていく。フィードバックの相手が，医師など医療職なのか，保護者なのか，学校など子どもの生活の場なのか，誰に伝えるのかによっては，その重点をおく内容が変わってくる。また，アセスメントの目的が，フォローアップなのか，状況把握なのか，環境調整なのかによっても違ってくるだろう。自分のフィードバックが相手にどう伝わる可能性があるのか十分意識しておく必要があるとともに，検査報告書だけではなく，口頭で補足説明を行うなど，フィードバックのあり方も柔軟に検討していく必要がある。

２．心理療法等

不登校，発達障害，心身症などの本人への支援や家族へのアプローチなどを求められて，外来で本人あるいは親への心理療法や心理教育等を行っていくことも少なくない。しかし，これまでは，その活動の保険診療上の裏付けはなく，面接

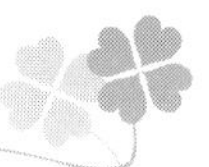

室やプレイルームなどの設備が整っていないなかで，病院の理解のもと，各医療機関で少しずつ体制が整えられてきた。公認心理師が国家資格となったことで，令和２年度の保険診療等の改正で，発達障害等児童思春期の精神疾患の支援の充実のため小児特定医療カウンセリング料が公認心理師が実施した場合も評価ができるようになり，医師の指示の下，必要なカウンセリングを 20 分以上実施した場合に算定ができるようになった。

３．地域や家族との連携

両親やきょうだい，祖父母との関係や，地域や学校等の特性，友人関係など，子どもがどんな関係の中で育ち，生活を過ごしているかを知ることは，子どもを理解したり，援助方針を検討したりするときの重要な手がかりとなっていく。家族との関係や園や学校といった集団生活の場での子どもについても確認をしたうえで，必要に応じて，家族や地域と連携を取り，調整をしていくことも一つの役割となる。

４．医療スタッフとの連携

子どもや家族への直接的な介入だけではなく，子どもや家族とかかわる医療スタッフに対して，心理学的なアセスメントの結果を伝え，場自体を整えていくことも大事な役割の一つである。これまで身体科と精神科の連携はコンサルテーション・リエゾン（Consultation Liazon Psychiatry; CL）という枠組みでとらえられてきた。CL とは，医師や看護など他の専門職からの相談（コンサルテーション）を受け，連携（リエゾン）をしていくことを指す。小児医療における CL の場合，子どもの生活や社会適応と成長を見据え，病児の適切な介入と多面的な支援を検討することが求められる（田中ら, 2018）。通常の外来業務のように依頼があり，そこから個別の介入を行うのではなく，事前に医療スタッフから対応の相談があったり，チーム医療の一員としてカンファレンスに参加し，そこで心理職としての見立てや意見を述べることを求められたりすることも少なくない。つまり，患児や家族，医療者が，何らかのメンタルヘルスの問題を感じてからかかわりが始まるのではなく，そのことを意識する前から支援が始まり，子どもの発達や家族機能を踏まえたアセスメント（金生, 2014）に基づいて行っていくことが小児医療における CL の特徴となる。

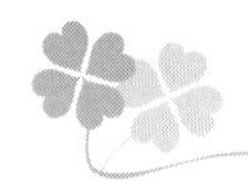

5.　小児医療におけるチーム医療と心理職

治療が高度化するにつれて，きょうだいを含めたインフォームド・コンセントや，子どもの治療に対する意思決定支援，終末期におけるアドバンス・ケア・プランニングの策定などさまざまな倫理的側面を有するようになってきている。周産期医療や慢性疾患など，治療が長期にわたったり，厳しい状況におかれたりしている場合，多職種でチームとしてかかわることが求められており，心理職も小児医療のチームの一員として位置づけられるようになってきている。小児医療領域には，心理職以外にも，子ども支援の専門職としてチャイルド・ライフ・スペシャリスト（Child Life Spexialist; CLS）や，ホスピタル・プレイ・スペシャリスト（Hosupital Play Specialist; HPS），また，病棟での療養支援のために医療保育専門士が活動するようになってきている。小児医療は，疾患や入院にともなうストレスを上手に処理することができにくく，家族や環境の影響をうけやすい子どもが対象であり，心身のケアと治療を担う医療スタッフを中心として，病院生活を支える保育士やCLS，現実生活における調整をおこなう社会福祉士など，他職種がそれぞれの専門職の専門性を生かしてチーム医療を行っていく。そのなかで，こころのケアの専門家として心理職がよりその専門性を発揮して活動をすることが期待されている。

Ⅴ　母子保健領域とは

母子保健は，子どもの妊娠・出産・子育てにかかわる支援を行う領域である。“内閣府”より21世紀の母子保健の取り組みの方向性と目標や指標が示され，母子保健の施策の基本方針を示す「健やか親子21」が2000年に策定され，2015年からは第２次の計画が始まっている。健やか親子21では，３つの基盤課題（A）切れ目のない妊産婦・乳幼児への保健対策，（B）学齢期・思春期から成人期に向けた保健対策（C）子どもの健やかな成長を見守り育む地域づくりと，２つの重点課題①育てにくさを感じる親に寄り添う支援，②妊娠期からの児童虐待防止対策が示されている。また2016年の児童福祉法および母子保健法の改正により，子育て世代包括支援センターを各自治体に整備していくことが求められ，保健所，保健センターを中心として，さまざまな機関が連携して母子保健活動が行われている。ここでは，心理職がかかわることの多い妊娠・出産・子育て（乳幼児期）にかかわる支援について概説をする。

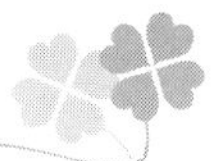

1．妊娠・出産期の支援

子どもを妊娠すると，産科クリニックあるいは助産院等を定期的に受診し，胎児と母体の健康状態について定期的なチェック（妊婦健診）が行われていく。これまでは，赤ちゃんを胎内に宿している母親に焦点が当てられ，身体的なケアを中心に健診等が行われてきたが，2017 年に日本産婦人科学会が出した診療ガイドラインの産科編で，妊婦の精神疾患の既往を確認することが明記されたこともあり，産科領域においてもメンタルケアに焦点があてられるようになってきた。また，妊娠８週過ぎて妊娠が確定すると，保健センターで母子手帳が発行されるが，自治体よっては，母子手帳交付時にアンケートと面接が行われ，子育てに困難さを抱える可能性が高い妊婦を，地域の子育て世代包括支援センターと連携して，早期に支援をおこなっていくようになってきている。特に精神疾患を抱える妊産婦については，医療機関と地域の連携会議に保健診療上の加算が付くようになるなど，関係機関が連携をすることで，支援をつなぎ，妊娠期からの切れ目のない支援を提供できる体制となってきている。

出産後においても，2017 年度から厚生労働省の通知により，出産後，２週間の産婦健診，１カ月の産婦健診で産後うつ病のスクリーニング尺度を実施することでの助成が始まるなど，出産前後の母親のメンタルヘルスに焦点が当てられるようになってきた。また，産後ケア事業や，乳児家庭全戸訪問事業，養育支援訪問事業など，福祉領域と重なり合うことで親子の始まりを支援するいくつかの体制が整えられている。

この時期の一次的な支援は多くは助産師や保健師が実施しており，心理職には，精神的な不安定さが強い母親や，育児上の困難さが今後心配される場合につながってくることが多いのが現状である。保健師や助産師，保育士などの一次的な関わりが母親の不安を和らげ，子どもとのかかわり支えることができることも少なくなく，他の職種が母親とその赤ちゃんを安心して支えていくことができるように，スクリーニングの結果や，他の専門職からみた母子の様子を確認し，心理職としての見立てを伝え，かかわりのアドバイスを行うことで，親と子をとりまく場自体を支えていくことも心理職としての大事な役割となっていく。

2．乳幼児期の支援

日本は，乳幼児の健診システムが整えられており，３～４カ月，１歳半，３歳という発達のマイルマークの年齢で地域の保健センターで無料の健康診査(健診)

が行われている。健診の場では身体発達だけでなく，ことばや社会性の発達，親子関係など多面的にアセスメトが行われ，親の相談に乗るとともに，次の支援機関につなげていく役割を担っている。この健診システムは，全国的にも 90％以上の受診率を保っており，保健師だけではなく，医師や，心理職などさまざまな職種により協働で行われている。そこでは，受付から，身体測定，保健師による面談，医師による診察といった個別での健診だけではなく，集団場面を設定し，お子さんの様子や親子のかかわりも含めて，アセスメントが行われていくことになっていく。多くの自治体では，個別の相談の場として心理相談の場が設けられており，健診時の状況により，発達や育児で心配とされた子どもとその親が相談の場につながってくるが，相談室の中だけでなく，健診の場に出向き，受付から健診が終わるまでの一連の流れの中で，子ども行動観察や，親子のかかわりを幅広くとらえること，事前に保健師からもこれまでの経過の報告をうけたうえで，個別相談に対応していくことが望ましいだろう。健診後はカンファレンスが行われ，医師，保健師，保育士をふくめた多職種で全体としての支援の方針が決められていく。積極的な子育ての支援が必要な場合は，子育て支援を主に担う機関へ，子どもの発達に支援が必要だと判断された場合は，障害児者支援を担う機関へ，虐待等，専門的な介入が必要と判断された場合は，児童相談所等の専門機関との連携が行われ，対応が行われていくことになる。

Ⅵ　おわりに

小児医療・母子保健の対象は生まれたばかりの赤ちゃんから，青年期に至るまで年齢層も幅広く，この時期は身体の変化とともに精神面も大きく変化をしていく。さらに，すべての子どもたちばかりではなく，家族を含めた子どもをとりまく環境全体もその対象となる。2018 年には子どもの権利条約（1994 年批准）の精神に基づき，成育医療基本法（成育過程にある者及びその保護者並びに妊産婦に対し必要な成育医療等を切れ目なく提供するための施策の総合的な推進に関する法律）が成立し，医療，保健，これらに密接に関連する教育，福祉等に係るサービス等が，妊娠，出産，育児に関する問題や，成育過程の各段階において生ずる心身の健康に関する問題等を包括的に捉えて適切に対応することが求められるようになってきており，これまで以上に，小児医療領域と母子保健領域の連携が求められるようになってきている。その中で，心理職としての専門性をより生かし，子どもと家族を中心とした支援に貢献していくことが求められるだろう。

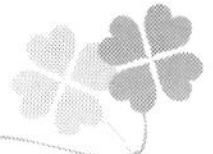

◆学習チェック表

□　小児医療で求められている心理職の役割について理解をした。

□　小児医療での診療報酬上の位置づけについて理解した。

□　小児医療および母子保健領域の課題について理解をした。

より深めるための推薦図書

日本小児精神神経学会小児コンサルテーションリエゾンガイダンス作成委員会（古荘純一・田中恭子・辻井弘美・永田雅子・濱田純子）編著（2017）ガイダンス―小児コンサルテーション・リエゾン．小児の精神と神経 第 57 巻・増刊号．

日本小児精神神経学会心理職等研修検討委員会（松嵜くみ子・海野千畝子・永田雅子・万代ツル代）編著（2018）小児医療・療育の現場で働く心理職のためのミニマルエッセンス．小児の精神と神経 第 58 巻 増刊号．

永田雅子編著（2016）別冊 発達 32 小児の精神と神経 第 58 巻・増刊号：妊娠・出産・子育てをめぐるこころのケア―親と子の出会いからはじまる周産期精神保健．ミネルヴァ書房．

文　　献

細田珠希（2011）小児医療における心理的援助に関する調査研究―米国との比較から．小児保健研究，79(4); 554-559.

金生由紀子（2014）小児医療におけるリエゾン活動の概要と課題―ガイダンス子ども療養支援．中山書店，pp.246-250.

松嵜くみ子（2015）小児医療における心理・社会的サービスの充実に向けて．日本小児科学会雑誌，119(12); 1719-1727.

宮本信也（2017）子どもの心相談連携体制を目指して．In：日本小児精神神経学会小児コンサルテーションリエゾンガイダンス作成委員会編：ガイダンス―小児コンサルテーション・リエゾン．小児の精神と神経 第 57 巻 増刊号，p.5.

永田雅子・上嶋菜摘（2011）心理的ケア．In：五十嵐聡総編集：小児科臨床ピクシス 26　小児慢性疾患のサポート．中山書店，pp.200-203.

永田雅子・川口智子・三谷真優（2015）小児科領域におけるきょうだい支援についての展望と課題．名古屋大学大学院教育発達科学研究科紀要：心理発達科学，62; 49-55.

丹羽早智子・永田雅子（2012）臨床心理士―周産期心理士ネットワーク（特集：周産期医療を支える仲間たち―周産期領域で協働する職種）．周産期医学，42(6); 773-776.

日本臨床心理士会（2014）医療領域における臨床心理士に対するニーズ調査結果報告書．

小澤美和（2005）小児がんの子どもとその家族．児童青年精神医学とその近接領域，46(2); 120-127.

田中恭子・永田雅子・辻井弘美・濱田純子・古荘純一（2018）小児医療におけるコンサルテーション・リエゾンの重要性と課題．日本小児科学会雑誌，122(11); 1669-1676.

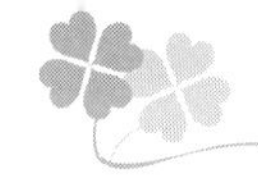

第８章

脳神経内科・リハビリテーション領域における公認心理師の活動

三浦佳代子・松井三枝

Keywords　神経心理学的アセスメント，大脳機能局在，認知リハビリテーション，高次脳機能障害，認知症，精神・行動症状，脳卒中，てんかん，パーキンソン病，臨床神経心理学

Ⅰ　はじめに

超高齢社会といわれる現代の日本では，脳神経内科疾患の中でも特に認知症やパーキンソン病，脳卒中などの患者数が増加している。本章では，脳神経内科・リハビリテーション領域における公認心理師の役割および必要な知識についてまとめる。さらに，これらの領域で出会う代表的な疾患を取り上げ，その特徴やアセスメント方法，心理的支援などについて述べる。

Ⅱ　脳神経内科・リハビリテーション領域における公認心理師に対するニーズ

これまで，医療における心理職の活躍の場としては，精神神経科や心療内科が圧倒的に多かった。近年，少しずつではあるが，脳神経内科や脳神経外科，リハビリテーション科などの診療科においても心理職に対するニーズが増している。特に，高齢化の進展に伴い年々増加傾向をみせている神経変性疾患や脳卒中，頭部外傷など種々の脳損傷に起因する高次脳機能障害に対応できる心理職の必要性が高まってきている。このような領域で働く公認心理師には，認知機能を含めたアセスメント，精神的な問題に対するカウンセリング，認知機能にアプローチする認知リハビリテーション，家族支援，さらには医療従事者と患者，医療従事者間の人間関係への調整などが期待されている。

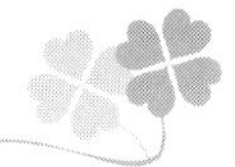

１．アセスメントの基本

脳神経内科・リハビリテーション領域では，神経心理学的アセスメントの需要が高い。神経心理学的アセスメントは，認知機能を評価するために対象者のパフォーマンスを測定する技法である（Harvey, 2012）。神経心理学的アセスメントの中核となるのが神経心理学的検査であり，注意や記憶，遂行機能，処理速度，言語，視空間認知機能といった認知機能について，定量的・客観的に評価する。神経心理学的検査は，比較的短時間で簡便に行うことが可能なスクリーニングテストと，より詳細な情報を得るために掘り下げて実施する Deep Test に分けられる。脳神経内科領域では，局所症状（巣症状）を呈する疾患も多く，それぞれの疾患の局所症状ないしその組み合わせに由来する特徴的な症候のパターンが存在する。巣症状がはっきりとしている場合は，損傷部位や症状によってテストバッテリーを組み，掘り下げたテストを行うことが重要になる。そのためには，神経心理学的症状に関連する大脳の機能局在を理解しておかなければならない。神経心理学的アセスメントは，認知リハビリテーションの計画を立てたり，心理学的支援を行う上でも有用な情報となる。

また，認知症や脳損傷，脳疾患などでは，認知機能の低下だけでなく精神症状や行動障害が出現することも多い。そのため，うつや不安などの気分障害，パーソナリティの変化，日常生活機能への影響など，包括的および総合的に評価していく必要がある。評価を行う際には，事前に原因疾患をはじめとする医学情報，教育歴や職歴を含む個人の生活史，家族情報などの予備情報を入手した上でアセスメントの計画を立てる。教育歴や職歴は病前の能力を推定するためにも必要な情報である。ラポールを形成するための会話の中で自然に聴取できるとよい。その他，利き手や視覚障害・聴覚障害の有無，服薬中の薬剤なども認知機能に影響を与えるため，押さえておくべき事項である。認知機能障害を呈する場合，患者本人から十分な病歴を得られないことがあるため，家族等介護者からの情報収集も大切である。

２．心理学的支援の例

脳神経内科・リハビリテーション領域においては，前述したアセスメントにくわえ，カウンセリングや心理療法，心理教育，認知リハビリテーションなどの心理学的支援法を用いて心理面や認知，感情，そして社会的側面に働きかけるサポートを行う。

表１　認知機能および精神症状の主なアセスメントツール

測定する側面		代用的な検査
知的機能		・WAIS（Wechsler Adult Intelligence Scale：ウェクスラー式知能検査） ・JART（Japanese Adult Reading Test：知的機能の簡易評価） ・コース立方体検査
認知機能	注意	・CAT（Clinical Assessment for Attention：標準注意検査法） ・TMT（Trail Making Test：トレイルメーキング検査） ・PASAT（Paced Auditory Serial Addition Task：情報処理能力検査）
	記憶	・WMS-R（Wecheler Memory Scale-Reviced：ウェクスラー記憶検査） ・RBMT（The Rivermead Behavioral Memory Test：リバーミード行動記憶検査） ・S-PA（Standard verbal paired-associate learning test：標準言語性対連合学習検査）
	遂行機能	・BADS（Behavioural Assessment of the Dysexecutive Syndrome：遂行機能障害症候群の行動評価） ・WCST（Wisconsin Card Sorting Test：ウィスコンシンカード分類検査） ・FAB（Frontal Assessment Battery：前頭葉簡易機能検査）
	処理速度	・符号 ・TMT（Trail Making Test (A)：トレイルメーキング検査）
	言語	・SLTA（Standard Language Test of Aphasia：標準失語症検査） ・VFT（Verbal Fluency Test：言語流暢性検査）
	視空間認知	・Rey-Osterrieth 複雑図形検査 ・CDT（Clock Drawing Test：時計描画検査） ・VPTA（Visual Perception Test for Agnosia：標準高次視知覚検査）
精神症状		・BPRS（Brief Psychiatric Rating Scale：簡易精神症状評価尺度） ・HDRS（Hamilton Depression Rating Scale：ハミルトンうつ病評価尺度） ・SDS（Self-rating. Depression Scale：うつ性自己評価尺度） ・HARS（Hamilton Anxiety Rating Scale：ハミルトン不安評価尺度） ・STAI（State-Trait Anxiety Inventory：状態・特性不安検査）

例えば，認知症に対する心理療法には，回想法やリアリティ・オリエンテーション，バリデーション療法などがある。回想法は，過去の体験を振り返りその過程に対して共感的，受容的に対応することで患者の心理面の安定を図ることを目的とする。リアリティ・オリエンテーションは，現実見当識を強化することにより，誤った外界認識に基づいて生じる感情や行動の障害を改善することを目指している。しかし，認知症においては，原因疾患により特徴的症状，予後などが異なるため，原因疾患別の介入が重要になる。

高次脳機能障害については，平成 13（2001）年度から５年間，厚生労働省に

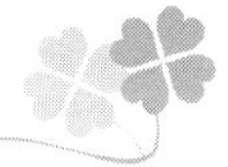

表２　心理職が行う認知リハビリテーション

３つのアプローチ	目標と学問的背景
認知的アプローチ	認知機能の改善・向上と代償手段の獲得 ＊神経心理学及び認知心理学の知見が活用される
心理的アプローチ	障害認識の促進と障害への対処法の学習 ＊臨床心理学の知見が活用される
環境への心理教育的アプローチ	周囲の人の理解促進と対処法獲得のための支援 ＊臨床心理学及びコミュニティ心理学の知見が活用される

阿部（2006）の内容を参考に著者が作成

よって「高次脳機能障害支援モデル事業」が行われた。全国の拠点病院における職種別訓練関与時間を調査した研究では，心理職の業務内容別関与時間はカウンセリング 40.9%，訓練 36.4%，評価 22.7%であったことが報告されている（長岡，2004）。2006 年に行われた日本リハビリテーション医学会の調査では，高次脳機能障害の支援に関わる業務を行っている心理職はわずか 27.0%であった。約 15 年前の調査であるが，これまで心理職は国家資格を有していなかったこと，高次脳機能障害に対する支援を行う上で必要不可欠な神経心理学を学ぶ機会が限られていたことなどが原因でリハビリテーション領域における心理職の活動が限定されていたと考えられる。しかし，同調査では，心理職がいない施設の 86.0%が心理職の採用を希望していたという結果も得られており，以前から心理職への期待は大きかったといえるだろう。公認心理師という国家資格が誕生し，さらに日本神経心理学会と日本高次脳機能障害学会によって「臨床神経心理士」という学会認定上位資格が創設されることになった今，高次脳機能障害への支援を中心に，リハビリテーション領域における心理職の積極的関与が望まれる。認知リハビリテーションへの関りもその一つである。阿部（2006）は，心理職が行う認知リハビリテーションを①認知的アプローチ（直接訓練・代償訓練），②心理的アプローチ（障害認識・対処法習得），③環境への心理教育的アプローチ（周囲の人の理解・対処法伝達）の３つに分けて整理している。特に，心理面への理解と対応は心理職の強みであり，今後公認心理師の貢献が期待される。

３．家族等介護者が抱える問題

家族支援もチームアプローチを行う上で公認心理師に期待されている業務である。個々の疾患や障害特有の悩みもあるが，家族等の介護者が不安やストレスを抱えていることはいずれの疾患，障害にも共通している。公認心理師として家族

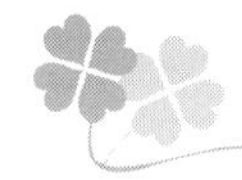

への支援に携わる前に，まずは家族に対するアセスメントを行うことが大切である。

公益社団法人「認知症の人と家族の会」が2012年に実施した「介護家族の立場から見た家族支援のあり方に関するアンケート」では，家族等介護者の76.7％が「ストレスや疲労感が増した」という結果が得られており，多くの人が心理的な負担を感じていることが明らかにされている。家族等介護者は，認知症の人の行動の理解や対応に困難さを感じたり，介護に対する不安や負担を感じていることが多い。心理的負担感やストレスによって心身の健康を損なうこともあるため，家族の心身の不調を見逃さないようにすることが大切である。公認心理師は必要に応じ，家族へのカウンセリングや認知症についての正しい知識を伝える心理教育によって支援を行う。家族支援の基本的姿勢としては，多職種連携によって支援を行うことが重要であり，その上で，受容的・支持的・共感的な理解に努めることが求められる（専門職のための認知症の本人と家族が共に生きることを支える手引き，2018）。

高次脳機能障害者家族の介護負担構造は，社会的行動障害の存在によって認知症患者の家族等介護者のものと類似している（赤松ら，2003; 白山，2010）。また，高次脳機能障害者家族の57.6％にうつ傾向がみられ，介護負担感は要介護高齢者家族と比較し30～60％高いという報告がある（白山，2010）。介護負担はうつ傾向を引き起こすことにもつながり，社会的行動障害があるとそのリスクはさらに増大する。高次脳機能障害者家族に対しては，カウンセリングや心理教育による支援にくわえ，患者本人の社会的行動障害に対するアプローチも有効である可能性がある。

Ⅲ　脳神経内科・リハビリテーション領域で出会う代表的疾患と精神・行動症状の特徴

日本神経学会のホームページでは，脳神経内科の主な病気として，てんかん，頭痛，脳卒中，認知症，パーキンソン病，神経難病などが挙げられている。これらの疾患では，うつや不安，心理的ストレスなどの精神症状，認知機能の低下などがみられることも多い。ここでは，認知症，脳卒中，てんかん，パーキンソン病の精神症状と行動特徴について述べる。

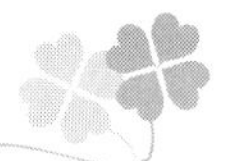

１．認知症

認知症を引き起こす原因疾患はさまざまであるが，最も一般的なものがアルツハイマー型認知症であり，次いで血管性認知症，レビー小体型認知症，前頭側頭型認知症の順に多い。認知症の主な症状は，認知機能障害などの中核症状と，行動・心理症状をあらわす周辺症状（BPSD）の２つに分けられる。BPSD の存在は，早期の施設入所や医療費の増大，患者と家族等介護者の QOL 低下，家族等介護者のストレスにつながる。BPSD の具体的な特徴は，うつやアパシー，不安，幻覚，妄想などの精神症状と暴言や暴力，徘徊などの行動障害にわけられ，これらの症状は中核症状や環境要因，身体要因，心理要因の相互作用によって出現する。そのため，脳の構造や機能変化に伴う神経学的視点からの理解と心理的視点からの理解の両方が大切である。

うつ症状に関する研究はアルツハイマー型認知症を対象としたものが多く，アルツハイマー型認知症の患者の 40 ～ 50％の割合で抑うつ気分が認められるといわれている。アパシーは BPSD の一般的な症状であり，どのタイプの認知症でもみられやすい。うつとアパシーでは治療法が異なるため鑑別が重要になる。不安はアルツハイマー型認知症よりも脳血管性認知症でみられやすい。幻覚で最も多いのは幻視であり，レビー小体型認知症ではかなりの頻度で初期からみられる症状である。妄想はアルツハイマー型認知症でみられやすいが，他の認知症でも認められ，認知症の人における妄想の頻度は 10 ～ 73％といわれている（Wragg & Jeste, 1989）。暴言や暴力などは前頭側頭型認知症において初期からみられやすい症状である。徘徊は，アルツハイマー型認知症の患者において，場所の見当識障害や記憶障害が原因でみられたり，前頭側頭型認知症の患者にみられる常同行動や衝動性などの症状によって生じることがある。

２．脳卒中

脳卒中は，脳の血管が急に破れたり，詰まることによって脳の血液循環に障害をきたし，さまざまな症状を引き起こす脳血管疾患である。血管が破れる脳出血と血管が詰まる脳梗塞とに大別される。脳卒中後には，うつやアパシーが認められることがある。また，後遺症として高次脳機能障害がみられることも多く，高次脳機能障害の原因の約８割は脳卒中によるものである。

1980 年代には脳卒中後にうつ病がみられることがしばしば報告され，「脳卒中後うつ病」という概念が登場した（Robinson et al., 1982）。これまでに国内で報告された脳卒中後のうつ状態の頻度に関する研究では，15 ～ 45％と幅がある（伊藤，2001）。Hama ら（2007）の研究では，抑うつ気分のみが 12.1％，アパシーのみが 19.7％，両者を認めた症例が 20.6％であったことが報告されている。また，アパシーの存在が脳卒中後の機能回復の支障になる可能性が示唆されている。脳卒中では幻覚や妄想，人格変化，不安障害，社会的行動障害などの精神症状を呈することも少なくない。いずれの場合においても，損傷部位との関連について検討する必要がある。これらの精神的な症状は，障害受容の過程の中で生じることもあるため，アセスメントにくわえ患者の心理的サポートが重要である。脳卒中患者のアパシー（何事にも意欲が損なわれた状態）やうつ，感情障害を評価するツールとしては，「やる気スコア（島根大学第３内科版）」「脳卒中うつスケール（JSS-D）」「脳卒中常同障害スケール（JSS-E）」「脳卒中感情障害（うつ・情動障害）スケール同時評価表（JSS-DE）」がある。

３．てんかん

てんかんは，乳児から高齢者まですべての年齢でみられる慢性の脳疾患である。大脳神経細胞の過剰な放電からくる繰り返す発作（てんかん発作）を主な徴候とする。てんかん発作は「全般発作」と「部分発作に」に大別される。てんかんの原因はさまざまであり，原因が明らかなものを「症候性てんかん」，原因が明らかでないものを「突発性てんかん」という。てんかんの治療は発作のコントロールに主眼が置かれ，一般的には抗てんかん薬による薬物治療が行われる。

発作のみが注目されがちであるが，海外の文献では，てんかん患者の 24 ～ 55％に何らかの精神障害が合併するといわれている。気分障害，不安障害，精神病性障害の頻度が高く（Hesdorffer & Krishnamoorthy, 2011），特にうつ病はてんかん患者の 20 ～ 30％に発症し，薬で発作がコントロールできない難治性てんかんにおいてはさらにその頻度が高くなる。山田（2014）は，てんかん患者にみられる精神症状の背景として，社会での差別や偏見，発作への不安，社会生活上の制限，対人関係の困難，服薬の負担といった心理社会的要因をあげている。また，難治性てんかんに対する脳外科的治療によって，一部の患者ではうつなどの精神症状が出現するが，逆にうつや不安のスコアが改善する例もみられることから，脳外科的治療の影響は好悪両面があり，その予測が難しいことが指摘されている。その他，てんかんにおいては，抗てんかん薬による影響があることも忘れてはならない。

以上のように，精神症状を引き起こす原因はさまざまである。精神症状は，QOL

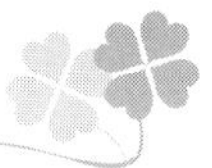

や健康状態の予測因子であるが，精神症状の存在を患者や家族，さらには治療者が認識していないことも少なくない。それにより，適切な治療を受ける機会を失っていることがQOLの悪化に影響していることも指摘されている（山田, 2011）。

4．パーキンソン病

パーキンソン病は，典型的には中年期以降に発症し，高齢になるほど発症率が高い神経変性疾患である。中脳黒質の変性を主病変とし，振戦，筋固縮，動作緩慢，姿勢反射障害などの運動症状を特徴とする。一方，パーキンソン病によって出現する多彩な症状を“Parkinson's complex”としてとらえる考え方も提唱されており（Langston, 2006），近年では運動症状にくわえて，認知機能障害やうつ，睡眠障害，自律神経障害などのさまざまな非運動症状を示すことが広く認識されるようになってきた。

永山（2016）は，パーキンソン病におけるうつの頻度は40～50％が妥当であると述べているが, Cummings（1992）によるレビュー論文では4～70％と報告されており幅が広い。これには，時代的背景や用いられた診断基準の違いなどが関係していると考えられる。また，DMS-5による大うつ病性障害の診断基準では,「抑うつ気分」と「興味または喜びの減退」のどちらかが軸となるが，パーキンソン病に伴う気分障害では「興味，喜びの減退」が主となり，理由のない高度な不安感が多く，自殺念慮や幻覚・妄想などは少ないとされている（Cummings, 1992）。「興味または喜びの減退」は，アパシーやアンヘドニア（喜びや楽しい気持ちを失った状態）に相当する。Ziropadjaら（2012）の研究では，うつがなくアパシーのみを呈した患者が23.3％，アパシーがなくうつのみを呈した患者が4.4％であったと報告されており，パーキンソン病の場合，うつとアパシーが独立して出現すること，さらにアパシーの頻度が高いという特徴をもつ。アパシーなどの精神症状によってひきこもりがちになり，QOLの低下につながる可能性があるため，症状の早期発見・早期治療が望まれる。パーキンソン病患者のアパシーやアンヘドニアを評価するツールとしては,「やる気スコア（島根大学第３内科版）」,「Snaith-Hamilton Pleasure Scale」が利用可能である。

Ⅳ　各疾患における認知機能の特徴とアセスメント

1．認知症

アルツハイマー型認知症の場合，近時記憶の障害で発症することが多く，重篤

なエピソード記憶の障害がみられる。エピソード記憶の障害は，海馬の萎縮によるものと考えられている。認知症の進行に伴い見当識障害や頭頂葉症状（視空間認知障害や視覚構成障害）がくわわる。見当識障害は，進行に伴い，時間，場所，人物の順番に障害されやすい。脳血管性認知症における認知機能の障害は不均一でまだら状であることが特徴である。アルツハイマー型認知症に比べると一部の症例を除き記憶障害は比較的軽度であることが多い。病変部位によって異なるが，失語症や失行症，記憶障害，注意障害，遂行機能障害，視空間認知障害など，複数の認知機能が障害される。レビー小体型認知症の認知機能障害はアルツハイマー型認知症と類似する点が多いが，記憶障害よりも注意障害や遂行機能障害，視空間認知障害が生じやすく，認知機能の変動が激しいという点で異なる。また，パレイドリアとよばれる錯視も高い割合で出現する。前頭側頭型認知症では，初期から人格変化や行動障害がみられることが多く，記憶障害や視空間認知障害は目立たない。

一般的に，認知症の中核症状である認知機能の評価にはスクリーニングテストが用いられ，必要に応じ，適宜その他の神経心理学的検査が追加される。代表的なスクリーニングテストには，Mini-Mental State Examination（MMSE）と長谷川式簡易知能評価スケール（HDS-R）がある。MMSE には重なり合う五角形の模写課題が含まれているが，頭頂葉症状が疑われる場合，時計描画検査や立方体の模写なども追加することで視空間認知障害・視覚構成障害をより詳細に検討することができる。MMSE や HDS-R はあくまでスクリーニングテストであるという点に注意しなければならない。それぞれカットオフ値が設定されており信頼性が確認されているが，スクリーニングテストのみで認知症か否かを判別することはできない。その他，軽度認知障害（MCI）のスクリーニングには，Montreal Cognitive Assessment（MoCA-J）や Addenbrooke's Cognitive Examination-III（ACE-III）などが使用される。認知機能障害に対する直接的なアプローチとして認知リハビリテーションがあるが，初期の認知症患者に対しては認知機能の訓練が積極的に行われている。記憶障害への介入としては，誤りなし学習が基本であり，保たれている認知機能に基づきリハビリテーションの内容を考え，施行していくことが望まれる。

２．脳卒中

脳卒中の代表的な病型は脳出血と脳梗塞，くも膜下出血である。くも膜下出血では，脳出血や脳梗塞と異なり，局所症状はほとんど出現しない。それぞれの病

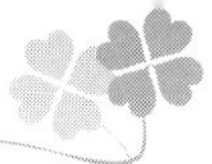

型で認知機能障害の特徴は異なるが，注意障害，記憶障害，失語症，半側空間無視などが多い。また，病巣が一側性か両側性かという視点も重要である。一般的に，左半球の損傷によってみられやすい高次脳機能障害として記憶障害，失語，失行，失認などがある。右半球の損傷によってみられやすい高次脳機能障害としては，半側空間無視や病態失認，構成障害，着衣失行，相貌失認などがあげられる。

高次脳機能障害のアセスメントには，日本脳卒中学会が作成した「脳卒中高次脳機能スケール（JSS-H）」や表１に示す種々の神経心理学的検査が用いられる。高次脳機能障害患者に対して行われる標準的なリハビリテーションプログラムには，医学的リハビリテーションプログラム，生活訓練プログラム，就労移行支援プログラムの３つがあり，認知リハビリテーションは医学的リハビリテーションプログラムに含まれる。公認心理師は神経心理学的アセスメントのみならず，その後のリハビリテーションにも積極的に関与することが望まれる。とくに，認知リハビリテーションによる直接的な関りは臨床神経心理学の実践として重要である。患者や家族等介護者に対する支援はもちろんであるが，多職種に対する心理的支援や医療チームにおける調整役としての役割も期待される。

３．てんかん

てんかんでは，てんかんの背景にある基礎疾患や発作の初発年齢，発作型と頻度，抗てんかん薬，環境による心理社会的要因などが認知機能に影響を及ぼすことがある。海馬硬化を伴う内側側頭葉てんかんの場合，記憶障害を伴う。また，難治性てんかんに対しては脳外科的治療が行われるが，脳外科的治療ではてんかんの焦点領域を含む脳部位の切除，離断が行われるため，手術後に認知機能の低下が生じる可能性がある。例えば，左側頭葉前部切除後には言語性記憶が低下しやすい。

てんかん外科治療前後のアセスメントには，神経心理学的検査や心理社会的側面の評価，発達検査などが用いられる。足立（2017）は，てんかん外科治療場面での神経心理学的検査の目的として，①てんかん焦点を特定するために役立つ情報を提供する，②術前の検査結果から術後の認知機能の変化を予測する，③外科治療前後での認知機能の変化を評価する，④認知機能の長所・短所を評価し教育や就労支援に役立てる，といった点をあげている。てんかん外科領域における心理職の業務は神経心理学的検査だけではなく，総合的なこころのケアが求められるが，高次脳機能の評価は欠かすことのできない側面であり，神経心理学が果た

している役割は大きいといえる。公認心理師には，神経心理学的検査の結果と日常生活の困り感を対応させながら患者の状態を理解し，アセスメントの結果を支援に活かすことが役割として期待されている。

4．パーキンソン病

パーキンソン病患者における認知機能の障害は，遂行機能，注意，記憶，視空間認知機能など多岐にわたるが，最も障害されるのは前頭葉機能に関連するいわゆる遂行機能である。パーキンソン病患者では，遂行機能障害のため自発的に解決を要求される課題が特に困難で，思考の柔軟性が乏しくなる。注意障害もみられやすいが，持続性注意は比較的保たれており，転換性注意や分配性注意が低下しやすい。記憶障害の特徴としては，比較的早期からワーキングメモリや手続き記憶が障害されやすい点である。その他，視空間認知機能や情報処理速度，社会的認知機能の低下についても報告されている。多くの場合，認知機能の低下は軽度で，包括的な神経心理学的検査を行ってようやく検出されるようなレベルである。患者本人も自身の認知機能低下を自覚していない事が多い。それゆえ，パーキンソン病の軽度認知機能低下に起因する日常生活上の問題を把握することは難しい。パーキンソン病の場合，運動症状が主であるため，認知機能の問題が運動症状の陰に隠れ，日常生活に与える影響を分かりづらくしている可能性もある。近年，パーキンソン病患者の認知機能障害は，その後の予後を決定する因子として注目されている。より複雑で高い水準の生活機能には遂行機能が影響することも報告されている（Miura et al., 2015）ことから，高次生活機能を維持し低下を防ぐために，認知機能をターゲットとした認知リハビリテーションも有効である可能性がある。しかし，パーキンソン病をはじめとする神経変性疾患に対する心理学的支援は十分でない。欧米では，パーキンソン病患者に対するカウンセリングや心理教育，認知リハビリテーション，家族支援などが行われていることから，今後日本でも公認心理師がその役割を担っていくことが望まれる。

Ⅴ　脳神経内科・リハビリテーション領域で公認心理師が貢献するために必要なこと

ここまで紹介したように，脳神経内科やリハビリテーション領域は，神経心理学的症状を示す患者が多く，まさに臨床神経心理学の実践の場である。それゆえ，多岐にわたる役割の中でも，特に認知機能に対するアセスメントや認知リハビリ

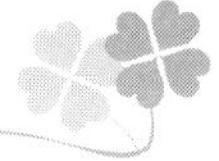

表３　臨床神経心理学に必要な基礎知識（ヒューストン・モデル）

一般心理学	統計と方法論 学習，認知と知覚 社会心理学と人格 行動の生物学的基礎 生涯発達 文化差および個人差と多様性
臨床全般	精神病理 心理測定理論 面接法と査定法 介入法 専門家倫理
脳ー行動関連の研究の基礎	機能的神経解剖学 神経疾患とその近縁障害の病因，病理，経過と治療 中枢神経系の機能に影響を及ぼす神経系以外の条件 脳画像とほかの診断法 行動の神経科学（例：精神薬理） 行動の神経心理学
臨床神経心理学の実践のための基礎	特殊な神経心理査定法 特殊な神経心理介入法 神経心理学における研究計画と分析 神経心理学における専門的問題と倫理 神経心理学的状況に関する応用

Hannay ら（1998；松井（2009）の引用による）

テーションは公認心理師が大いに力を発揮することができる側面といえる。緑川（2017）は，心理学が得意とする心理現象の理解や整理という観点から心理学の貢献可能性を示している。仮説ー検証によるアプローチはそのひとつであり，ストレングスを視野に入れた評価の重要性も述べている。また，平林（2017）は，実験心理学の手法を用いた症状のアセスメントや実験心理学の領域から生まれた行動的技法，認知的技法を用いたリハビリテーション方法を紹介している。臨床神経心理学は，基礎と臨床，および医学と心理学とのリエゾン領域であることから，基礎心理学の専門的な知識や心理学的アプローチを行うための基本的方法論，臨床心理学の知識と技法，神経科学の知識と技法，医学の基本的な知識，コミュニケーション能力といった，より幅広い専門性を身につけることが必要である（松井，2009；表3）。

Ⅵ　おわりに

本章では，脳神経内科・リハビリテーション領域で出会う代表的な疾患を取り上げ，その特徴やアセスメント方法，心理的支援などについて解説した。公認心理師がこれらの領域で求められる役割は多岐にわたり，心理学が貢献できる可能性は非常に大きい。特に，神経心理学に基づいた臨床活動の需要は益々高まることが予想される。今後，基礎心理学をしっかりと学んだ公認心理師がその専門性を活かし，臨床神経心理学の実践の場において貢献することに期待したい。

◆学習チェック表

- □　脳神経内科・リハビリテーション領域における主要疾患について認識した。
- □　高次脳機能障害についての神経心理学的アセスメントの重要性を理解した。
- □　主要疾患の精神・行動特徴について理解した。
- □　主要疾患の心理支援やリハビリテーションについて理解した。

より深めるための推薦図書

Lezak, M. D.（1995）*Neuropsychological Assessment.* Oxford University Press.（鹿島晴雄訳編（2005）神経心理学的検査集成．創造出版．）

松井三枝・岩原昭彦・池田学・八田武志・小森憲治郎・成本迅・佐藤眞一・緑川晶・平井啓（2019）特集1「認知症の診断・治療と心理学の役割」．学術の動向，24(5); 7-57.

緑川晶・山口加代子・三村將編（2018）臨床神経心理学．医歯薬出版．

利島保編（2006）脳神経心理学．朝倉書店．

山鳥重（1985）神経心理学入門．医学書院．

文　献

阿部順子（2006）心理士が行う認知リハ―名古屋リハの実践から．高次脳機能研究（旧 失語症研究），26(3); 283-289.

足立耕平（2017）てんかん外科治療前後での神経心理学的検査．認知神経科学，19 (3+4); 144-148.

赤松昭・小澤温・白澤政和（2003）脳損傷による高次脳機能障害者家族の介護負担感の構造：BI（Zant Burden Interview）尺度を用いた検討．社会福祉学，44(2); 45-54.

Cummings, J. L.（1992）Depression and Parkinson's Disease: A Review. *The American Journal of Psychiatry.*

Hama, S., Yamashita, H., Shigenobu, M., et al.（2007）Post-stroke affective or apathetic depression and lesion location: Left frontal lobe and bilateral basal ganglia. *European Archives of Psychiatry and Clinical Neuroscience,* 257(3); 149-152.

Harvey, P. D.（2012）Clinical applications of neuropsychological assessment. *Dialogues in Clinical*

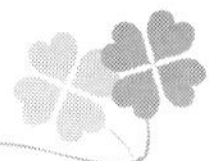

Neuroscience, 14(1); 91.

Hesdorffer, D. & Krishnamoorthy, E.(2011)Neuropsychiatric disorders in epilepsy: Epidemiology and Classification. In: Trimble, M. & Schmitz, B. (Eds.): *The Neuropsychiatry of Epilepsy*. Cambridge: Cambridge University Press, pp.3-13.

平林一（2017）心理学からみた症候学：神経心理学的リハビリテーションにおけるアプローチ．神経心理学，33(2); 104-112.

伊藤栄一（2001）内科における脳血管性うつ状態の頻度．In：小林祥泰編：脳血管性うつ状態の病態と診療．メディカルビュー社，pp.33-46.

Langston, J. W.（2006）The Parkinson's complex: Parkinsonism is just the tip of the iceberg. *Annals of Neurology: Official Journal of the American Neurological Association and the Child Neurology Society*, 59(4); 591-596.

松井三枝（2009）臨床神経心理学の現場と神経心理学．In：丹野義彦・利島保編：医療心理学を学ぶ人のために．世界思想社，pp.39-75.

緑川晶（2017）心理学からみた症候学─神経内科領域におけるアプローチ．神経心理学, 33(2); 113-120.

Miura, K., Matsui, M., Takashima, S. et al.（2015）Neuropsychological characteristics and their association with higher-level functional capacity in Parkinson's disease. *Dementia and Geriatric Cognitive Disorders Extra*, 5(2); 271-284.

長岡正徳（2004）高次脳機能障害標準的訓練プログラム─医学的リハビリテーションプログラム（概要版）．高次脳機能障害支援モデル事業報告書─平成 13 年度～平成 15 年度のまとめ．国立身体障害者リハビリテーションセンター，pp.57-60.

永山寛（2016）パーキンソン病の気分障害．日本医科大学医学会雑誌，12(3); 78-85.

認知症介護研究・研修仙台センター（2018）専門職のための認知症の本人と家族が共に生きることを支える手引き─ 2,400 人の家族の声からつくる家族等介護者支援必携.

白山靖彦（2010）高次脳機能障害者家族の介護負担に関する諸相：社会的行動障害の影響についての量的検討．社会福祉学，51(1); 29-38.

Wragg, R. E. & Jeste, D. V.（1989）Overview of depression and psychosis in Alzheimer's disease. *The American Journal of Psychiatry*, 146(5); 577-587.

Robinson, R. G. & Price, T. R.（1982）Post-stroke depressive disorders: A follow-up study of 103 patients. *Stroke*, 13(5); 635-641.

山田了士（2014）てんかんと精神障害．総合病院精神医学，26(1); 37-47.

山田了士（2011）てんかんに随伴する精神症状．総合病院精神医学，23(1); 27-34.

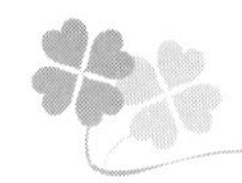

第9章

総合病院のチーム医療における公認心理師の活動

鈴木伸一

Keywords　チーム医療，コンサルテーション・リエゾン，身体疾患，緩和ケア，統合的医療

I　はじめに

総合病院における公認心理師に求められるその役割は，身体疾患の患者やその家族の支援を中心に多岐にわたる。チーム医療において公認心理師は，身体疾患の治療を担う医師や看護師，その他の医療専門職との連携に根ざした質の高い医療を実現していくために貢献することが期待されている。本章では，総合病院のチーム医療におけるメンタルケアの概要とその中での公認心理師の活動について解説していく。

II　患者の心理の特徴

総合病院では，がんや心疾患，脳卒中や重篤な慢性疾患など深刻な病気を抱えた多くの患者の治療が行われている。医療の発展は，難しい病気の治療を可能にしたが，治療に伴う患者のストレスや苦痛，副作用や後遺症は，必ずしも軽減されているわけではない。また，病気を抱えながらの生活を送るということは，食事の管理や服薬，定期的な検査や通院などが必要とされ，仕事や学業，家事や子育てなど日常生活に大きな障害を与える。さらには，病気の治療や後遺症などがその人の人生を大きく変えてしまうことも少なくない。身体疾患患者が抱える心理社会的問題は，単に病気への不安や心配にとどまらず，図1にあるように生活上の問題や社会適応，さらには生きがいや人生の価値にも及ぶ多様な側面が想定される。また，鈴木（2016）は，身体疾患患者が抱える問題の特徴を1．病気に

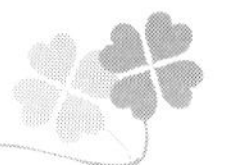

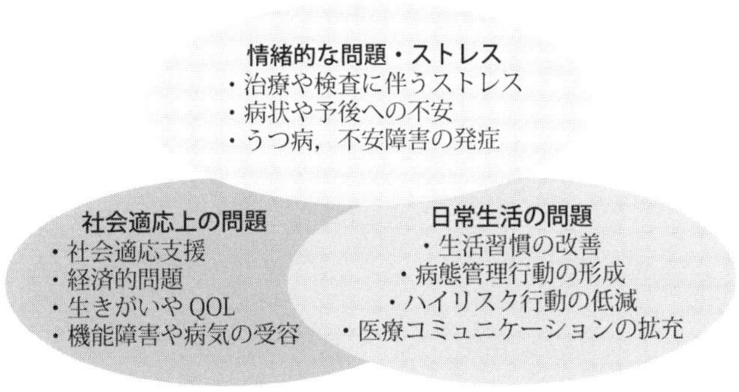

情緒的な問題・ストレス
・治療や検査に伴うストレス
・病状や予後への不安
・うつ病，不安障害の発症

社会適応上の問題
・社会適応支援
・経済的問題
・生きがいや QOL
・機能障害や病気の受容

日常生活の問題
・生活習慣の改善
・病態管理行動の形成
・ハイリスク行動の低減
・医療コミュニケーションの拡充

図１　身体疾患が抱える心理社会的問題

伴う問題，２．生活上の問題，３．人間関係やコミュニケーションに関する問題，４．人生や自己の存在に関する苦悩の４つに分類した。

１．病気に伴う問題

検査や治療に伴うストレスや不安，病状の進行や再発の心配などに関する問題である。深刻な病気が疑われさまざまな検査を受けること，検査結果が出るまでの間不安な気持ちで数週間待ち続けること，診断を告げられた時のショックや絶望感，今後の治療への不安，治療やその副作用の苦痛，入院治療のために仕事や家事を調整しなければならない煩わしさ，治療終了後も自分の病状が今後どうなるかに関して繰り返し浮かんでくる漠然とした不安，医療費による経済的困窮や生活を立て直していかなければならない焦りと苦労など，患者の病状やその経過においてさまざまな苦悩が生じる。

２．生活上の問題

病気の発症は，患者の日常生活を大きく変えてしまう。病状管理のために，食事や運動，飲酒や喫煙などが制限されたり，服薬や通院などそれまでにはない行動が優先される生活になる。当然，趣味や旅行も以前のようには楽しめなくなる。このような生活が一時的なものであれば，病状管理のために前向きに取り組むことができるであろうが，生活習慣病をはじめ長期の療養が必要とされる慢性疾患においては，「終わりのない窮屈な生活」に耐えることを余儀なくされる。また，病状によっては学業や仕事を長期間休まなければならない状況や，受診のために仕事を頻繁に休まなければならない状況になる。

3．人間関係やコミュニケーションに関する問題

身体疾患患者において，主治医との関係は治療を進めていくうえで重要なものである。患者は，主治医に対して病状や治療について質問したいことや聞いてもらいたい不安や悩みなどを抱えているはずであるが，短い診療時間で伝えられることは限られている。多くの患者はどこかで遠慮して，戸惑いながら，控えめに会話していることが多いのが実情である。

また，患者にとって家族は療養生活を支えてくれるかけがえのない存在であるが，一方で，患者と家族の関係において相互にやさしさや思いやりがあればあるほど，遠慮や躊躇，戸惑いや葛藤が募り，コミュニケーションが難しくなっていくことが少なくない。

さらに，子育て世代の患者においては，親として自分の病状を子どものどのように説明したらいいかについて悩むことも多い。

4．人生や自己の存在に関する苦悩（結婚，出産，夢，余命など）

病気は，ときに患者の人生を大きく変えてしまう。また，治療の結果として，慢性的な機能的・器質的障害を引き起こすことがあり，それにより結婚や出産，仕事の継続などをあきらめなければならなくなることもある。さらには，病気をしたことにより，自分の夢や自己実現の道が断たれて絶望してしまうことや，病状が次第に悪化していくにつれて死の恐怖などに直面することもある。

以上のように身体疾患患者は，単に病気による負担に苦しんでいるだけでなく，病気に伴って生じる生活や人生に関するさまざまな苦悩を抱えているのである。しかし，身体治療を担う医師や看護師等の医療スタッフが，このような患者の広範な問題をサポートしていくことは現実的には難しい。したがって，総合病院のチーム医療で働く公認心理師は，医療スタッフに代わって，患者の抱える生物・心理・社会的問題をさまざまな観点からアセスメントし，その見立てを医療スタッフと共有することで治療方針の立案に貢献していき，患者と医療スタッフとの橋渡し役として，両者のコミュニケーションを促進し，相互理解を支援しながら，患者の意思決定支援や質の高い医療の実現に貢献することが求められている。

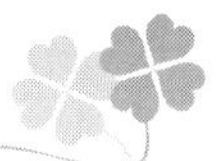

III　アセスメント

患者が抱える多様な問題を把握していくためには，質的に異なるいくつかの観点から情報収集を行い，それらを統合的に理解していくことが重要である。

1．包括的アセスメント

患者が抱えるつらさや苦悩を理解する際，その訴えの背景にあるさまざまな要素を整理しながら確認していくことが重要である（鈴木，2016)。具体的には，図２および表１にあるように，問題の背景となりうる主要な要素（①身体的問題，②精神医学的問題，③社会経済的問題，④心理的問題，⑤実存的問題）に分類し，各要素について，①身体的な問題としての痛みや機能不全はないか，②薬物療法が必要とされるような精神症状はないか，あるいは認知機能の低下や発達障害を背景とした問題はないか，③経済的問題や人的サポートの不足といった現実的（物理的）問題はないか，④患者の心理行動的な悪循環によって生じている心理的問題は何か，⑤患者の価値観や人生観，死生観などで悩んでいることはあるかなど，網羅的にアセスメントを行っていく（このようなアセスメントの方略は，緩和ケア領域では「包括的アセスメント」という)。

このような包括的アセスメントは，身体疾患患者に限らず重要なことであるが，身体疾患患者の場合は，身体状態が心理状態に直接的な影響を及ぼしていたり，心理状態が身体的苦痛を悪化させたり治療への動機づけを低下させることが少なくない。また，病気の発症を契機に経済的困窮に陥ったり，人生の転換を迫られ

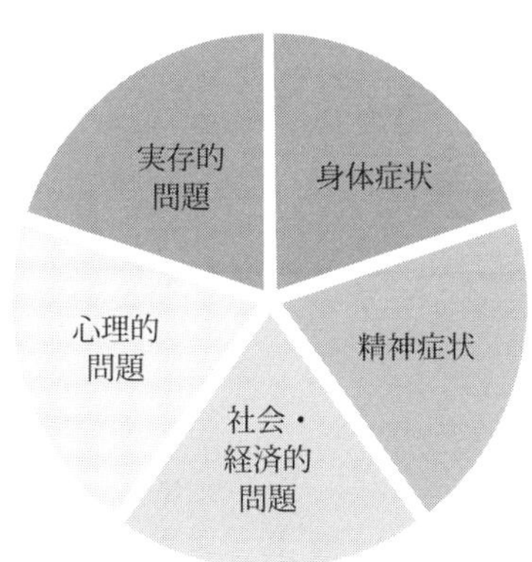

図２　包括的アセスメント（鈴木，2016）

表１　背景問題の種類の具体例（鈴木，2016）

問題の種類	具体例
身体症状	疼痛，倦怠感，呼吸困難感，ADL の問題など
精神症状	せん妄，うつ病，認知症，薬剤性精神症状など
社会・経済的問題	経済的問題，介護の問題，就労の問題など
心理的問題	病への向き合い方，生活上のストレス，コミュニケーションの問題
実存的問題	生き方や自己の存在にかかわる問題

るなど，「こころのケア」という視点だけでは到底対応できない多岐の問題が生じることがもあるので，包括的アセスメントを通して各要素のの見極めと相互関連性を把握することがより重要である。

２．気分・感情状態のスクリーニング

身体疾患患者の多くが不安や気分の落ち込みを経験するが，それが日常的なことだからといって見過ごしていてはいけない。不安や気分の落ち込みなどの気分・感情状態を定期的にスクリーニングしながらその重症度を評価し，必要に応じて精神科医の診察や服薬，カウンセリングの導入などを検討することが重要である。総合病院におけるメンタルケアにおいて，簡便にかつ広く活用されているスクリーニングツールとしては，PHQ-9（Patient Health Questionnaire-9; Kroenke et al., 2001），GAD-7（Generalized Anxiety Disorder-7; Spitzer et al., 2006），HADS（Hospital Anxiety and Depression Scale: Zigmend et al., 1983）などがある。

３．問題の悪循環の分析

病気に伴う不安や心配は，活動抑制や閉じこもりがちな生活を誘発することがある。また，そのような生活状態は抑うつ気分を高め，その結果として，仕事のやる気や生きがいの低下などをまねくことがある。このように，病気に伴う気分・感情の問題は，患者の生活に二次的な問題を生じさせることが多く，さらにその二次的な問題がさらに深刻なメンタルヘルスの問題や社会適応上の問題をまねくという悪循環を形成していく。したがって，患者の状態をアセスメントする際には，生活全般についての情報を収集するとともに，そこで生じているさまざまな問題の前後関係や関連性を整理しながら，患者の抱えている問題を維持・悪化させている悪循環を見立てていくようにする。

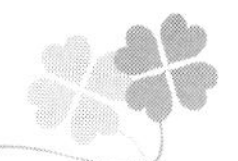

４．患者－医療者間の相互作用

患者も医療者も「ひとりの人間」であるので，些細なことで「すれちがい」や「誤解」が生じたり，コミュニケーションにおいて「とまどい」や「遠慮」が生じることが少なくない。しかし，患者に最良の医療を提供していくためには，患者と医療者が相互に良好なコミュニケーションを行い，患者が自分の病状や今後の治療方針を十分に理解したうえで，意思決定を行える関係性を築くことが重要である。そこで，患者（家族を含む）と医療者との関係性についてのアセスメントを日常的に行い，お互いの意図や思いにずれが生じていたり，良好なコミュニケーションを阻害させるような不信感や戸惑いなどが生じていないかを確認していくことも公認心理師の役割である。また，このような患者－医療者間の問題で看護師などの医療スタッフが悩んでいる場合には，医療チームへのアドバイスや解決策の提案などを行うことも重要である。

Ⅳ　心理的支援・介入・心理療法

総合病院において公認心理師が行うメンタルケアの業務は，疾患や患者の病態の違い，さらには心理的アプローチを必要とする問題の性質によって大きく異なる。また，総合病院でのメンタルケアは，身体疾患の治療と並行して行われるので，いわゆる精神科クリニックで行われているような「個室での心理面接」のような形式では行われないことがほとんどである。総合病院において公認心理師は，精神科や医療心理室などの部署に所属していることが多いが，病院内の各身体診療科から依頼を受け，いわば臨機応変にその時の状況や患者の状態に合わせてさまざまな展開でメンタルケアを実施している（身体診療科からの依頼に応じて，身体疾患患者のメンタルケアや医療スタッフへのアドバイス等を行うことを「コンサルテーション・リエゾン」という）。

また，身体疾患患者の多くが不安や落ち込み，生活上の困難感や悩みを抱えているが，すべての患者においてカウンセリングや心理療法，あるいは精神科医の診察や服薬が必要なわけではない。その患者の状態に応じた支援計画を立案することが重要である。英国の National Institute for Health and Clinical Excellence（NICE）診療ガイドラインでは，身体疾患のメンタルケアの進め方について，患者の状態像に応じた段階的ケア（The stepped-care model）が示されている。図３は，NICE のガイドラインを参考に日本の医療現場で必要とされる段階的ケアシ

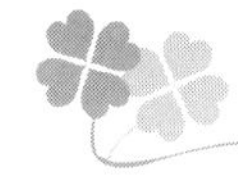

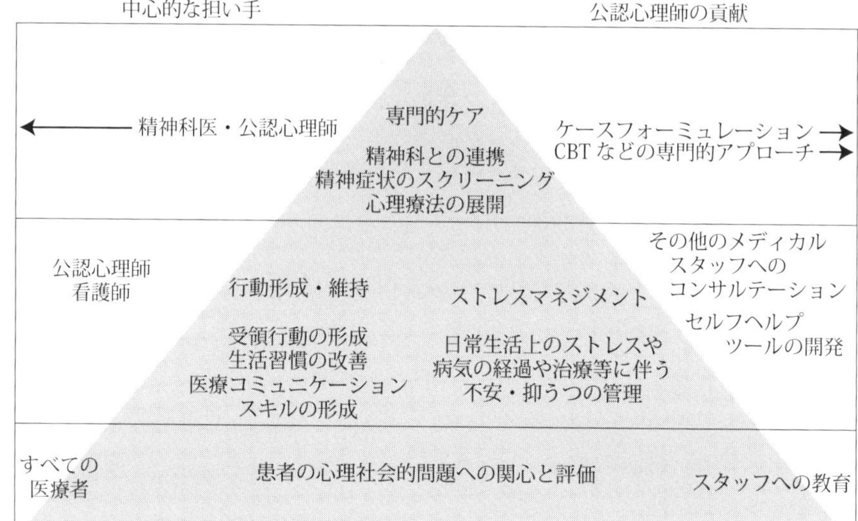

図３　総合病院のメンタルケアにおけるステップド・ケアの考え方

ステムの階層構造をまとめたものである。この図にあるように，患者の日常的な心理状態の見守りとケアは，病棟や外来の看護師などの医療スタッフが担うことが望ましい。しかし不安やストレスが強い患者や，生活上の問題を抱え，行動習慣の改善が必要な患者には必要に応じて公認心理師が直接アプローチしたり，担当看護師等に患者への対応の仕方をアドバイスする。さらには，メンタルヘルス問題が重篤な患者には，精神科医と連携しながら公認心理師が心理療法などの専門的支援を行うというステップを想定することが望ましいだろう。

ここでは，総合病院における公認心理師の主要な活動の概要を解説する。

１．情報収集および精神・心理状態の評価

身体診療科からの公認心理師への依頼の多くは，精神的に不安定な患者の状態把握と病棟での対応方針へのアドバイスであることが多い。公認心理師は精神科医と連携しながら精神症状の把握を行うとともに，患者本人の苦痛の内容やその背景要因について包括的アセスメントを行う。その際，情報収集を行う際には，患者との面談だけでなく，家族や主治医や担当看護師からのヒアリング，さらには心理検査の実施なども含めて多次元的な理解となるように心掛ける必要がある。さらに，得られた情報を基に問題の悪循環のケース・フォーミュレーションを行

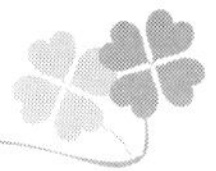

い，今後の対応をチームで話し合っていく際に心理学の観点からコメントする。

2．不安やストレスの緩和（リラクセーション）

不安や落ち込みなどのはっきりとした心理的問題を抱えていない患者であっても，痛みや睡眠困難などの緩和にリラクセーションなどの心理的アプローチが役に立つことが多い。また，リラクセーションを指導することを通して，日々ストレスに対するセルフコントロール力が向上し，メンタルヘルス問題の予防にもつながる。ベッドサイド等で指導しやすい比較的簡便なリラクセーションとしては，呼吸法や漸進的筋弛緩法などがある。

3．生活改善指導

療養生活においては，病態管理のために食事制限や禁煙・禁酒，服薬や運動プログラムの継続など，患者にはさまざまな生活行動の実施が求められる。しかし，いくらそれらの行動がいかに重要であるといわれても，患者自身がよくない生活習慣を改善し，必要とされる望ましい行動を実行・維持するのは容易なことではない。公認心理師は，このような生活習慣の改善のための目標設定の仕方や実行計画などについて，心理行動科学の観点から指導を行うとともに，継続的に実行できるようなフォローを行っている。

4．意思決定支援

現代の医療では，患者に対して現在の病状や選択しうる治療方法などについて十分な説明が行われ，患者自身がそれらを十分に理解した上で，患者の意志に基づいて治療選択が行われる「インフォームド・コンセント」の考え方が重んじられている。しかし，医学の専門家でない患者が病状や治療に関する専門的な情報を伝えられても，その詳細を理解することは必ずしも容易なことではない。また，提示されたいくつかの選択肢についても，実際には一長一短であり，どれを選択するべきか決められないことのほうが多いのではないだろうか。さらに，説明された内容についての素朴な疑問や今後の不安などについて主治医に相談したいという思いはありながらも，なかなか遠慮して話すことができないこともある。公認心理師は，このような治療の意思決定における患者の戸惑いや不安を軽減し，適切な情報をどのように収集し，収集した情報を意思決定にどのように活かしていくかを患者とともに考えていくようなサポート役も担うことになる。具体的には，主治医の病状説明の場に公認心理師が同席したり，事後的にその時の様子を

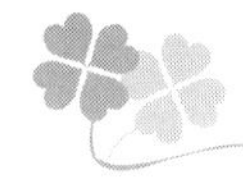

面談でお聞きするなどを通して，患者の理解度や疑問，不安感などを把握し，それらを一つひとつ整理しながら，患者自身が意思決定のステップをしっかり進んでいけるようにサポートする。また，必要に応じて主治医とのコミュニケーションの促進のための橋渡しをしたり，適切な情報収集のために役に立つ資料の提供なども行う。

５．心理療法

身体疾患を抱えた患者は，そうでない人に比べてうつ病の発症率が優位に高いことが知られている。また，うつ病に限らず不安症や適応障害，PTSDなどの発症率も高い傾向にある。このような精神疾患への治療的アプローチとして，認知行動療法をはじめとする心理療法が有効である。表２は，身体疾患患者への認知行動療法の効果をまとめたものである。表からもわかるように多くの身体疾患患者のうつ病の改善に認知行動療法の効果があり，メタ分析の結果（Totalの結果）から見ても有効であることが示されている。わが国でも，がん患者を対象とした行動活性化療法や問題解決療法，心疾患患者や糖尿病患者を対象とした認知行動療法など，多くのプログラムが実施され効果を上げている。

６．ターミナルケアにおけるスピリチュアルケアと遺族ケア

病状の悪化に伴い，積極的な治療による治癒の可能性がなくなり，もはや全身状態の管理と痛みなどの緩和を目的としたケアのみが行われるターミナルケアの現場でも公認心理師の貢献が求められている。残り少ない時間をどのように過ごすのかや，死の恐怖と向き合うことへの恐怖，家族を残して死んでいくことへの無念さなど，患者が抱える苦悩は計り知れない。そのような中でも残された時間を自分にとって価値のある時間としていかに過ごすべきかについて一緒に考えていくことや，終末期の患者の家族への情緒的サポートを行うことなど，いずれも難しい対応ばかりであるが，患者とそのご家族の気持ちをしっかりと受け止めながら，温かく丁寧な対応を行っていくことが公認心理師には求められている。さらに，ご家族を看取られたあとの遺族については，患者が亡くなられた時点で医療的ケアは終了となってしまうが，家族を亡くされた遺族のショックや悲嘆へのケアは公認心理師の役割として継続していけるような体制を整えていくことが望ましい。

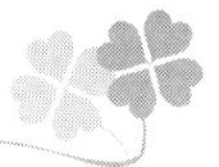

表 2　身体疾患のうつ症状への認知行動療法の効果（Beltman et al., 2010 を参考に作成）

疾患	入院／外来	実施形態	比較内容	SMD（95% CL）
がん	入院	個人	WLC	− 3.46（− 4.02 〜 − 2.91）*
がん	外来	個人	WLC	− 0.69（− 1.36 〜 − 0.01）*
心疾患	入院	個人	TAU・OP	− 0.01（− 0.39 〜 0.38）
身体疾患	外来	個人	TAU	− 2.19（− 2.99 〜 − 1.39）*
多発性硬化症	外来	グループ	TAU・OP	− 3.07（− 4.49 〜 − 1.65）*
HIV	外来	グループ	TAU・OP	− 0.23（− 0.72 〜 0.25）
HIV	外来	個人	OP	0.18（− 0.269 〜 0.66）
HIV	外来	個人	TAU	− 0.72（− 1.33 〜 − 0.12）*
多発性硬化症	外来	グループ	TAU・OP	− 3.07（− 4.49 〜 − 1.65）*
多発性硬化症	外来	個人	TAU	− 0.57（− 1.28 〜 0.14）
多発性硬化症	外来	個人	OP	− 0.57（− 1.21 〜 0.08）
多発性硬化症	外来	個人	OP	− 0.33（− 0.69 〜 0.03）
慢性閉塞性肺疾患	外来	グループ	OP	− 0.03（− 0.28 〜 0.23）
Total				− 0.83（− 1.36 〜 − 0.12）*

SMD：Sandardized Mean Defferenc　　* 有意な効果あり
TAU：通常治療，OP：他の精神療法，WLC：待機群

V　まとめ

本章では，総合病院における公認心理師の活動について紹介した。身体疾患患者のメンタルケアは，患者や家族のニーズがとても高いテーマであるにもかかわらず，日本の医療ではまだ十分にそのシステムが整備されていない。今後ますますこの領域での公認心理師の活躍が期待される時代になるであろう。読者の中の一人でも多くが，領域の公認心理師として貢献してくれることを期待している。

◆学習チェック表
- □　患者の心理の特徴を理解した。
- □　患者が抱える多様な問題についてのアセスメントを理解した。
- □　総合病院における心理的支援・介入・心理療法について理解した。
- □　身体疾患患者のメンタルケアの重要性について理解した。

より深めるための推薦図書

Moorey, S. & Greer, S.（2012）Oxford Guide to CBT for People with Cancer, 2nd Ed. Oxford University Press.（鈴木伸一監訳（2016）がん患者の認知行動療法．北大路書房.）

鈴木伸一編著（2008）医療心理学の新展開：チーム医療に活かす心理学の最前線．北大路書房.

鈴木伸一編著（2016）からだの病気のこころのケア：チーム医療に活かす心理職の専門性．北大路書房.

文　　献

Beltman, M. W., Voshaar, R. C., Speckens, A.E.（2010）Cognitive-behavioural therapy for depression in people with a somatic disease: Meta-analysis of randomised controlled trials. *British Journal of Psychiatry*, 197(1); 11-9.

Kroenke, K., Spitzer, R. L., Williams, J. B. W.（2001）The PHQ-9: Validity of a brief depression severity measure. *Journal of General Internal Medicine*, 16; 606-613.

Spitzer, R. L., Kroenke, K., Williams, J. B. et al.（2006）A brief measure for assessing generalized anxiety disorder: The GAD-7. *Archives of Internal Medicine*, 166(10); 1092-1097.

鈴木伸一編著（2016）からだの病気のこころのケア：チーム医療に活かす心理職の専門性．北大路書房.

Zigmend, A.S. & Snaith, R. P.（1983）The hospital anxiety and depression scale. *Acta Psychiatrica Scandinavica*, 67; 361-370.

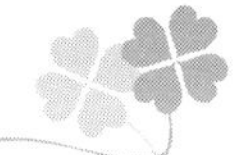

第 10 章

高齢者医療における公認心理師の活動

稲谷ふみ枝

Keywords　神経認知障害（認知症），新オレンジプラン，老化，喪失，BPSD，老年期うつ病，せん妄，神経心理学的検査，心理教育

Ⅰ　超高齢社会における心理社会的課題

国連の世界保健機構（WHO）の定義では，高齢化率が 21％を超えた社会は「超高齢社会」と呼ばれており，高齢化率は 2025 年には約 30％になり，2060 年には約 40％に達すると見られている（総務省，2010）。また国内の縦断的な認知症の有病率調査から，今後高齢者の認知症患者数は増加し，2025 年には，約 700 万人で 65 歳以上の 5 人に 1 人が認知症になると見込まれている（内閣府，2016）。

認知症とは，一度発達した精神機能が脳の器質的障害により病的に低下し，日常生活に支障をきたす状態をさしている。『精神疾患の診断と統計マニュアル第 5 版』（DSM-5）では，認知症（Dementia）という用語が，神経認知障害（Neurocognitive disorders）という，老化を主要な原因とする脳の器質性疾患の総称に変わった。また軽度認知障害（MCI：Mild cognitive impairment）の段階から認知症を予防し，早期から治療や生活ケアに結びつけて認知症高齢者の増加に対応することが求められている。全国の市町村で認知症施策推進総合戦略（新オレンジプラン）が導入され「認知症高齢者等にやさしい地域づくり」が推進されている。その基本的な考え方は，認知症の人の意思が尊重され，できる限り住み慣れた地域で自分らしく暮らし続けることができる社会の実現であり，高齢者医療は地域包括ケアシステムのなかで，重要性を増している。

本章では，まず高齢の患者の心理の特徴を，老化と喪失，高齢患者の心理的ストレスと対処方法，老年期の精神障害や疾患，認知症の行動と心理の症状から説明する。そのうえで，高齢者医療の現場として，認知症疾患医療センター，もの忘れ外来，地域医療支援病院の心理職を紹介し，公認心理師として必要な心理的

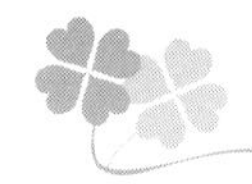

アセスメント，心理的介入と多職種との連携の在り方について述べる。

II　患者の心理の特徴

1．老年期の心理的特徴：老化と喪失

老年期は加齢により，身体的機能や精神的機能が変化し多くの喪失を経験する。正常な老いのなかで，記憶や認知機能や自我機能，ストレス対処能力がどう変化するかを知ることが，高齢者を理解し適切に関わるための助けとなる。人生の発達段階の中で，老年期は一番長く，70歳代の老年前期頃までは，比較的健康な高齢者が多く，活動性は高く，慢性疾患を抱えていても自立した生活を営んでいる。しかし80歳代以降の老年後期に入ると，それまで保っていたバランスを危うくする出来事（負のライフイベント）が連続して起こる。老年後期からは，社会や家庭内役割の喪失に加え，病気の慢性化と病気回復の遅延が起こり，心理的には，死への不安，孤独感，喪失感からくる焦りや悲嘆，葛藤を経験すると言われる（角尾・草野，2000）。高齢者がこのような慢性的なストレス状態におかれるとその一過性の反応として，感情がうまくコントロールできないために攻撃性が増したり，若い頃のようには柔軟に対処行動を選択したり変えられないために，無力感を感じて引きこもる場合もある。さらに入院している高齢患者や認知症高齢者のなかにはケアを拒否し，入院施設から家に帰ろうとするなどの不適応行動を示す場合があるが，高齢患者一人ひとりの疾患の状態や生活史を把握し，ストレスへの対処やサポート資源を見つけるよう努めることが対応を考えるうえでヒントになる（稲谷，2003）。

2．高齢患者のストレスと対処方法

老年期うつ病の発症に関わる心理社会的危険因子でもある負のライフイベント（人生上の重要な出来事）は，老年期に連続して起こるストレッサーである。高齢者になるとストレスへの脆弱性が高くなり，ソーシャルサポートの喪失（重要な他者である配偶者や友人の死）もある。また個人の対処スキルには，防衛機制（心理機制）という，その人が病気という危機状態から精神的危機に陥らずに自分を守ろうとしている心の働きがある。例えば大事な配偶者が亡くなっても生きているかのように振る舞う行動は「否認」というが，たとえそれらの防衛機制や対処スキルが一見好ましくないものであっても，その人の言動を強く否定したり無理に変えさせせると，自閉的になり，治療意欲を失ったり無気力になってしまう。支

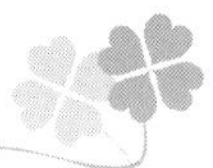

援する側は，まず患者が危機に際して示す適応行動を把握し，その人の感情を理解して受けとめたうえで必要としている支援を提供することが望まれる。とくに，抑圧や否認などのうつ状態に結びつく心理機制によって精神的なバランスを保っている高齢者に対しては，すぐに現実的な対処スキルを促しても行動に移すことが難しいので，まず高齢者が自分の気持ちを表現できるような信頼関係を築くように働きかけることが大切である。相手を尊重した声掛けや態度が，高齢者の本来もっている自律性の感覚を取り戻させ，意欲の変化に繋がることもある（稲谷，2013）。

3．老年期に起こる精神障害や疾患

老年期に起こる精神障害や疾患として，認知症（神経認知障害）の主なものに，アルツハイマー型認知症，レビー小体型認知症，脳血管性認知症，そして前頭側頭型認知症が挙げられる。病院での心理的アセスメントや心理的支援では，それらの認知症の症状や薬物治療とその副作用，認知症のタイプとうつ病やせん妄との違いについての知識が必要である。また老年期のうつ病の発症に関わる危険因子として，身体の障害による機能障害，「近親者の死亡」や「家族内対人関係の葛藤や心配事など」の喪失体験という心理社会的要因，脳血管性因子や白質病変などの生物学的因子が示唆されている（仲秋・三村・古茶，2009）。老年期のうつ状態では，うつ感情を主とするよりも意欲の低下や不安・焦燥感，心気的訴えが強く，身体的訴えを主とする仮面うつ病の形をとると言われ，一方，認知症（レビー小体型認知症やアルツハイマー型では初期症状として），脳血管性認知症では抑うつ感情の表出よりも身体的不調を訴えることが多く，不安や焦燥感は持続することが多いと言われる（小林・西村，1993）。せん妄は軽度の意識障害であり，意識が混濁し，幻覚や妄想，反復行為を伴うことがあり精神活動も興奮している状態である。認知症高齢者では薬（抗精神病薬など）が原因となってせん妄が起こる場合や，夕方以降に起こる「夜間せん妄」がよく見られる。認知症と違いせん妄の原因は多くの場合特定でき，高齢者では，①身体的な異常によるもの，②薬によるもの，③心理的なことによるもの，が３大要因として挙げられている（竹中，1996）。

4．認知症高齢者の心理を理解するために：中核症状と BPSD

認知症高齢者の入院治療や生活ケアを困難にする不適応行動を理解し改善するためには，認知症の症状を適切に理解することが必要である。認知症の症状は，中

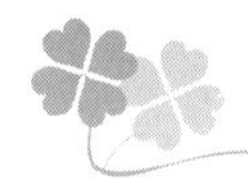

核症状とBPSD（behavioral and psychological symptoms of dementia：認知症に伴う行動と心理の症状）に区別されている。認知症に特有な症状が中核症状（認知機能障害）であり，複雑性注意，遂行機能，学習および記憶，言語，知覚−運動，社会的認知などの領域で機能が低下した状態であり，標準化された神経心理学的検査で評価される。一方，BPSDとは，幻覚，妄想，抑うつ，不眠，不安，攻撃，徘徊，不穏，誤認，焦燥，不適切な行動や脱抑制，暴言，意欲低下など，精神症状や行動障害のことであり，アセスメント・ツールのNPI（Neuropsychiatric Inventory）や認知症行動障害評価尺度（Dementia Behavior Disturbance scale; DBD）等により評価されている。精神症状（心理症状）の妄想や幻覚は，アルツハイマー型やレビー小体型認知症で多いと言われている。妄想や幻覚，徘徊や攻撃性は介護者が最も悩まされるものであるが，これらのBPSDは，治療以外に，環境調整や生活ケアの仕方で軽減する。

心理師がBPSD等に対応するうえで大事なことは，①面接：高齢者の話を，その方のペースに合わせてよく聴く（いつから，どこで，どんなことが起きたか）。病室やベッドサイドでは，安心感のある空間を確保するために面接者は高齢者に対して誠実な態度や侵入的でない距離を見つけて，言語機能の低下に配慮して根気よく質問する。②客観的な情報収集：服薬や治療，睡眠の状態，身体的変化について，家族や看護師から情報を得る。③行動観察：高齢者の院内での様子を自分の目で確認して，BPSDの刺激要因を探索する。④フィードバック：確認した情報をなるべくその日のうちに，電子カルテ等に書き込み，ミーティング等で，担当スタッフに簡潔に報告し共有することが挙げられる。

ところで認知症の人の感じる世界はどのようなものであろうか。中核症状のひとつである記憶障害が起こるとどうなるだろうか？　記憶とは，名前や意味の単なる再生ではなく，刻々と再生される心像であり，過去と現在を再構成するものであると考えられる。記憶のなかでも自伝的記憶（人生の過去に関する記憶）は，心理的自己を形成する基盤として働き，記憶や認知機能の低下は自尊感情を低下させて自己の存在をも脅かすのである。記憶障害があり時間の流れがつかめない混沌としたなかで，現実を理解できなければ誰でも動揺するだろう。周りの反応から自分の言動がおかしい，幻覚が見えるのは自分だけだとなんとなくわかり，なんとか平静を保とうとして無関心を装うこともある。もの忘れや自分の状況が理解できない状態にあって，恥や自尊の感情を防衛するため，焦燥感を伴い不穏な行動となるように，言動や行動が不適切に見えたり，どうしても相手にうまく伝えることができず，ときに感情のコントロールを失い暴言や攻撃として表れる

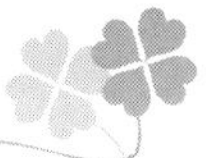

（小澤，1998）。認知機能障害になった自分を想像し，認知症の人からみた世界を知ることで，心理師として認知症高齢者に対して基本的な態度や接し方を考えることが必要であろう。近年医療・福祉領域でこのような患者や利用者の尊厳とアイデンティティ（その人らしさ）を重視した考え方を，パーソン・センタード・アプローチ，パーソン・センタード・ケアという（Kitwood, 1997）。これらの知識と態度を身につけて認知症医療やケアのなかで実践していくことが望まれる。

III　心理的アセスメント

ここでは，高齢者医療の最前線である認知症疾患医療センター，もの忘れ外来，地域医療支援病院の心理職の活動を紹介し，公認心理師として必要な心理的アセスメントについて述べる。認知症疾患医療センターは，認知症に関する詳しい診断，行動・心理症状や身体の合併症への対応，専門医療相談などを行う医療機関であり，かかりつけ医や介護・福祉施設，地方自治体とも連携し，地域の中で認知症の方やその家族に，適切な専門医療を提供する役割を担っている。2008 年から事業が開始され，新オレンジプランのなかで全国約 500 カ所に設置することを目標とされており，基幹型・地域拠点型・診療所型の３つに分類される（東京都健康長寿医療センター，2016）。

1．認知症疾患医療センター（基幹型）

福岡県認知症医療センターに指定されている久留米大学病院には認知症を診療する専門外来としてもの忘れ外来が設置されている。地域における認知症の専門的な医療相談を受け付ける機関であり，基幹型の施設はさまざまな検査方法や入院設備が整っている。そこで心理師として働く中野慎也氏は，「認知症医療における心理師の仕事は，主にもの忘れ外来での認知症患者のアセスメントに寄与するところが大きい。もの忘れ外来には軽症から重症まで幅広い重症度の認知症患者が来院するため，それに応じてさまざまな心理アセスメント法を駆使する必要がある。物忘れ外来では，認知症の簡便なスクリーニング法としてしばしば使用される長谷川式簡易知能スケール（HDS-R）やミニメンタルスティツ検査（MMSE）が主に看護師やソーシャルワーカーによって実施される。一方，ウェクスラー記憶検査法（WMS-R）などのより詳細な認知機能のアセスメントは医師からの依頼のもと心理師によって行われている」という。また「そのような詳細な神経心理学的検査によるアセスメントが必要なのは認知症の診断や重症度の決定が難しい場合に多くみられる。認知症かそうでないかの判断はその後の治療や社会資源の活用に直接影響するが，近年は認知症の前段階と言われる軽度認知障害を有する方の来院も多い。そのように認知症と非認知症の境界域にある患者の場合は，HDS-R や MMSE の成績が非認知症域であっても，詳細な記憶検査で低成績を示すことが少なくない。そのため見当識や即時記憶，空間認知，注意／遂行機能などの他の認知機能の障害が明らかでなくとも，数十分後の遅延再生によって評価される近時記憶に問題を示すことが多く，WMS-R を用いて，その近時記憶の障害を検出する。ただし，WMS-R は対象年齢が 74 歳までであり，また，言語理解力を含む知能が一定以上低下すると教示の理解が困難になりやすい。その実施が難しい例ではリバーミード行動記憶検査などを使用する」という。さらに認知症の種別鑑別のための情報を得るために神経心理学的検査が依頼されることもあり，「前頭側頭型認知症では注意／遂行機能が低下することが多いため，そのアセスメントのために遂行機能障害症候群の行動評価（BADS）や標準注意検査法（CAT），トレイル・メイキング・テスト（TMT），Frontal Assessment Battery（FAB）などを使用し，レビー小体型認知症では視空間認知の障害がみられやすいため，それを評価できるベンダー・ゲシュタルト・テストを用いることが多い。さらに，認知症とその他の精神疾患を鑑別する必要がある状況も生じうる。しばしばみられるのはうつ病との鑑別である。神経心理学的検査の結果が低成績である患者のなかには，うつ病症状としての意欲や注意機能の低下によって回答のパフォーマンスが低下している場合がある。アセスメント中の観察所見や病歴からそれが疑われた際には，老年期うつ病評価尺度（GDS）などによってうつ病をスクリーニングしている」という。またアセスメント業務だけでなく，認知症関連の新薬の臨床試験や運転免許の適正検査，精神鑑定などにおける神経心理学的検査や心理検査の依頼もあるという。「臨床試験であれば認知症の評価として ADAS-Cog や CDR など（表１）を，BPSD の評価として NPI などをスクリーニングあるいは経時的な評価の時点で使用している。臨床試験では心理師による検査が主要評価項目として設定されていたり，運転免許の適正検査や精神鑑定ではアセスメント結果が被検査者のその後の生活を左右したりする」と心理専門職としてのアセスメントの知識と能力は必須であり，その職責も重いものであると述べている。

２．地域拠点型センター

熊本県荒尾市の荒尾こころの郷病院の心理師である猿渡綾子氏は，心理検査を導入する前のポイントや対応の仕方の注意点として，「高齢者はもの忘れを主訴と

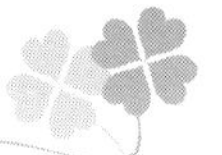

表１　高齢者医療で使用される神経心理学的検査の目的と種類

1）簡便な認知症スクリーニング検査：MMSE，HDS- R，時計描画法
2）認知症の重症度の判別検査：CDR（臨床的認知症尺度；Clinical Dementia Rating），FAST（アルツハイマー型認知症重症度評価）
3）認知症の鑑別診断：ウェクスラー記憶検査法（WMS-R），WAIS- Ⅲ（ウェクスラー式知能検査），ADAS-jcog（Alzheimer's Disease Assessment Scale-cognitive subscale），リバーミード行動記憶検査，レイ複雑図形再生課題（ROCFT），FAB（前頭葉機能検査；A Frontal Assessment Battery Bedside），ウィスコンシンカードソーティングテスト（前頭葉機能検査：WCST），トレイル・メーキング・テスト（TMT），遂行機能：遂行機能障害症候群の行動評価（BADS），ベンダー・ゲシュタルト・テスト（BGT 視空間認知機能検査），パレイドリア検査（複雑錯視検査），標準注意検査法（CAT），レーヴン色彩マトリックス検査・（視覚認知機能），GDS（老年期うつ病評価尺度
4）入院・生活ケアの適応・心理的状態評価：IADL Scale（日常生活動作評価），Zung 自己評価うつ症状尺度（SDS），ハミルトンうつ病客観評価尺度（HRS），不安テスト（MAS）
5）新薬等の臨床試験：ADAS-Cog，CDR，RBANS（Repeatable Battery for the Assessment of Neuropsychological Status），NPI（BPSD の評価：Neuropsychiatric Inventory），Behave-AD（BPSD の評価）

して自発的に受診することは少なく，認知症を疑っているもしくは認知症状，特に BPSD に困っている周囲の人によって連れてこられることが多い。受診への動機づけもなく，検査を受けることに抵抗感を抱かれる方も少なくない。そうした場合，検査を導入する前に雑談を通してラポール形成をはかることは通常以上に必要である。日常生活の話題から本人の困っていることや気になっていることなどを引き出し，その原因を調べるためにも，ここ（心理検査場面）では『ご高齢の方皆様にしていただいている記憶の検査をしている』旨をお伝えする」とインフォームド・コンセントの重要性に言及している。また，心理検査を拒否されたり，検査の結果に傷つく高齢者に対しては，「MMSE などの記憶の検査を行っていると，「取りつくろい」言動が見られることがよくある。これは，“できない”“わからない”自分に直面した際，自尊感情が傷つくのを避けようとする防衛反応と考えられる。そういった言動の背後にある“傷つき”“喪失感”に思いをめぐらせつつ，被検査者の言動を受容し励ましながら検査を行う。時には立腹し席を立たれる方もおられるが，その際も穏やかな口調で，不快な思いをさせて申し訳なかった旨をお伝えする。神経心理検査は認知症診療の一部でしかなく，CT や MRI，SPECT などの検査を行うことも重要である。心理検査遂行にのみ囚われて他の検査や診察等も拒否されることになれば本末転倒になってしまうので，決して無理強いはしない」ことを強調している。高齢者の生活でのスクリーニング検査の活

かし方として，「MMSEをはじめとするスクリーニングテストは，点数だけが意味を持つものではない。いくつもの認知機能から成り立っているため，その課題が何を調べているものであるかを熟知しておくことが重要である。年月日や季節は日時の見当識を，所在地や病院名などは場所の見当識を，といった具合に，即時再生能力，近時記憶，数的処理（計算），ワーキングメモリー（注意），実行機能，言語機能（入力・保持・出力・喚語）など，さまざまな認知機能を測定している。認知機能障害のパターンを知ることで，原因疾患を診断する一助になるとともに，生活障害の内容を推定することも可能である。例えば計算障害があれば，買い物に行ってもおつりの計算ができないかもしれない。また，遂行機能障害があれば，料理を作ろうとしても途中で何をしたらよいのかわからなくなってしまう（まとまりのある行動ができない）ことが生じてくる可能性もある。一般の方々は認知症＝記憶障害と思われている方が多く，記憶以外の中核症状をご存じないことがある。どういう認知機能が低下しているために問題となる行動が起きているのか，説明できるようになっておきたい」という。さらに猿渡氏は，認知症との鑑別が難しい疾患として，老年期うつ病を挙げて，「老年期うつ病の場合，思考制止から記憶力低下が起こる場合がある。一方，MCI（軽度認知障害）の方は記憶力の低下を自覚されている場合があり，喪失感や不安感から抑うつ状態を呈する方もいる。必要に応じて抑うつの評価（GDSなど）を行う」とテストバッテリーの重要性を述べている。また「心理師として，認知症初期集中支援チーム（早期診断・早期対応に向けた支援体制を構築することを目的，複数の専門職が家族の訴え等により認知症が疑われる人や認知症の人およびその家族を訪問し，アセスメント，家族支援などの初期の支援を包括的，集中的（おおむね6カ月）に行い，自立生活のサポートを行うチームのこと）に参加できたら」と話しており，在宅医療のなかで活躍の場が広がることを期待している。

Ⅳ　地域医療における心理的支援・心理療法の実際

地域医療支援病院・地域中核病院としての機能をもつ鹿児島県にある霧島市立医師会医療センター（消化器内科・外科，循環器内科，外科・整形外科，脳神経外科など多くの科を有する）には，医療技術部の臨床心理室があり，1年間で3名の心理師で延べ2,000件弱の心理的支援や介入を行っている。霧島市の高齢化率は約24％（平成26年度）で県内では低い方であるがそれでも患者の多くは高齢者である。室長の田中梨美子氏はその活動について，「心理師は，緩和ケアチー

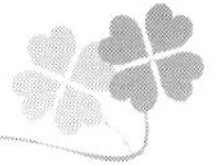

ムに所属し，医師，看護師，薬剤師，管理栄養士，理学療法士，作業療法士，医療ソーシャルワーカーと共に介入依頼のあった症例への介入およびコンサルテーションを行っている。チーム全体での活動は週 1 回半日であるが，依頼のあった症例へは日常業務の中でも臨床心理面接を実施し，成人，高齢患者本人およびご家族へのケアを行っている。緩和ケアチーム活動で関わったケースで，患者が亡くなられた後に，ご家族から遺族ケア面接を依頼される場合もあり，グリーフケア外来として実施している」と医師のオーダーのもと，メディカル・スタッフとチームを組んで多面的に心理支援を実践している。さらに「認知症ケアラウンドでは，医師，看護師，理学療法士，作業療法士と協働し，頭痛やしびれ，パーキンソン，神経難病，認知症を有する患者に対して面接し日常生活にて困っていることや，症状コントロールについて聞いている。抑うつ傾向のある患者については医師から，臨床心理面接指示があり抑うつのアセスメント，症状改善を目的として臨床心理面接を実施する」といい，それらの情報を事例検討会議にかけて改善案や対策を検討しているという。各診療科への介入事例として，「内科・消化器内科・血液内科・肝臓内科においては，抗がん剤治療に伴う不安緩和のための介入や家族背景が脆弱な方や，抑うつ不安傾向が高い方，精神科疾患が背景にある方に主として介入している。病気告知時の診察同席から介入することが多く，病気告知，治療期早期から継続介入でき，場合によっては緩和ケアまで介入が継続する症例も数多くある。病棟，外来看護師との連携が欠かせず，日々の申し送りやラウンドへの同席，病状説明同席などを通して介入している。基本的には，主治医，看護師からの介入依頼を受けて介入するが，地域連携部門からの情報提供から介入することもある。外科では術前の不安，術後せん妄，退院支援時の介入など行っている。循環器内科では，慢性心不全患者の抑うつ不安に対する臨床心理面接。脳神経外科では脳出血，脳梗塞，脳腫瘍患者への介入として，発症直後のショック期から，回復期までの心理支援を行っている。家族ケアも主な業務であり患者を支える家族の精神的ケアと，現実的な支援が必要な場合にはその聞き取りも医療ソーシャルワーカーと協働して行っている」というように，医師やチームの信頼を基盤にして，心理師はがん相談員としての資格を取得するなど専門医療領域での知識を積みながら，柔軟にコミュニケーション能力を駆使してチーム医療の枠組みで活動している。

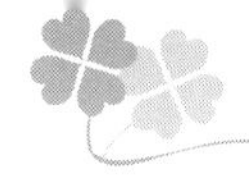

V　まとめ

最後に，高齢者医療領域で期待される心理師の役割，こころと健康の専門職として必要な知識やスキルについて述べる。

1．高齢者のペースに沿った丁寧な心理教育の重要性

高齢者に対して有効な面接方法は，高齢期の特徴，老化による身体的心理的変化を考慮して，相手のペースに沿って理解を得ることで治療の動機づけを高めていくことであり，とくに高齢期臨床では事前の心理教育が重要である（Hyer, 2014）。

2．心理的アセスメント

心理的アセスメントは，治療の目的，標準化された検査の選択，高齢者の負担の少ない方法を工夫する。まず，疾患の特徴を理解した検査の選択やテストバッテリーが組めることが大切であるが，高齢患者や家族，スタッフに簡潔に目的に呼応した結果を伝えることまでが心理的アセスメントである。

3．チーム医療と心理支援

医療の中での心理支援の在り方としては，患者の行動や疾患のアセスメントを経て，その人に，その段階に適合した異なる目的の心理療法が選択できることが求められる。治療の枠組みの中での高齢者の心理療法や介入の目的は何か，心理療法を選択にするにあたって状態像や本人のニーズ，ケアの資源から系統的に選択できるようにする。さらにエビデンスに基づいた効果を検証するためには，構造的なセッションを提供できているか，またその方法に習熟していることが求められる。

4．家族や支援者への心理教育や心理相談

心理職の強みは，高齢者やその家族，支援者それぞれの心理状態を理解し考慮した援助が可能なことであると考えられる。例えば，認知機能障害およびそれによって生じる日常生活の障害をわかりやすく説明することで，家族や支援者の理解を深め，症状に応じた対応法の工夫や暮らしやすい環境作りへの支援が可能になる。自宅に戻ったときの介護や症状の進行への見通しを立てやすくすることで，

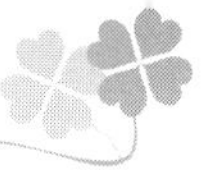

心理的負荷や心理的混乱を軽減し，家族介護者が休めるようなレスパイト法の提案や助言，セルフケアなどのストレスマネジメントを行うことで，家族や介護者の燃え尽き症候群や高齢者虐待を予防することに役立つ。

今後重要となる高齢者医療におけるニーズとその支援としては，①老年期うつ病や心身症，②老年期後期の身体・社会・心理的不安，③喪失経験による実存的な苦痛，④終末期・ターミナル期の支援，⑤認知症高齢者への支援，⑥家族・介護者への心理教育，⑦軽度認知障害への支援，などがあり，公認心理師としての医療福祉の現場での活躍が期待されている。

◆学習チェック表

□　認知症の中核症状や BPSD（行動と心理の症状）について理解した。
□　老年期の老化に伴う喪失体験とストレスと対処について理解した。
□　認知症の種類や老年期うつ病，せん妄を理解した。
□　高齢者医療で使用する神経心理学的検査の目的と検査を理解した。
□　高齢者に対する心理教育や心理療法について理解した。

より深めるための推薦図書

Knight, B, G.（1996）*Psychotherapy with Older Adults 2nd Ed.* Sage Publications.（長田久雄監訳，藤田陽子訳（2002）高齢者のための心理療法入門．中央法規．）

黒川由紀子・斉藤正彦・松田修（2005）老年臨床心理学．有斐閣．

室伏君士（1985）痴呆老人の理解とケア．金剛出版．

丹野義彦・利島保編（2009）医療心理学を学ぶ人のために．世界思想社．

文　献

Hyer, l.（2014）*Psychological Treatment of Older Adults — A Holistic Model.* Springe.

稲谷ふみ枝（2003）高齢者理解の臨床心理学．ナカニシヤ出版．

稲谷ふみ枝（2013）高齢者のストレスと適応．In：津田彰・大矢幸弘・丹野義彦編：臨床ストレス心理学．東京大学出版会 , pp.123-145.

Kitwood, H.（1997）*Dementia Reconsidered.* Open University Press.（高橋誠一訳（2005）認知症のパーソン・センタード・ケア―新しいケアの文化へ．筒井書房．）

小林敏子・西村健（1993）老年期のうつ病と介護．老年精神医学雑誌，4(8); 905-909.

内閣府(2016)高齢化の状況．In:平成 28 年度版高齢社会白書．http://www8.cao.go.jp/1kourei/whitepaper/w-2016/zenbun/s1_1_5.html

仲秋秀太郎・三村將・古茶大樹（2009）疾患概念総論Ⅰ―疫学，危険因子，病因論．In：三村將・古茶大樹・仲秋秀太郎編：老年期うつ病ハンドブック．診断と治療社，pp.2-17.

小澤勲（1998）痴呆老人からみた世界―老人期痴呆の精神病理．岩崎学術出版社．

総務省（2010）超高齢社会の課題．情報通信白書平成 25 年版．http://www.soumu.go.jp/johotsusintokei/whitepaper/ja/h25/html/nc123110.html

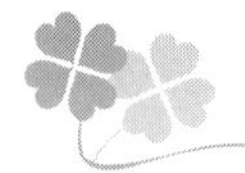

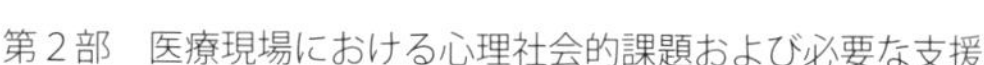

竹中星郎（1996）鏡のなかの老人―痴呆の世界を生きる．ワールドプランニング．
京都健康長寿医療センター（2016）認知症疾患医療センターの実態に関する調査研究事業報告書 2015.
角尾美果・草野篤子（2000）高齢者をめぐるストレスと世代間交流のすすめ．老年精神医学雑誌，11(12); 1372-1379.
日本神経学会編（2017）認知症疾患治療ガイドライン 2017 版.
日本老年精神医学会（2013）認知症の行動と心理症状 BPSD 第２版. International Psychogeriatric Association.

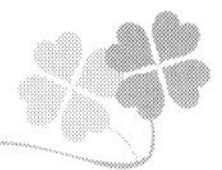

第11章

医療観察法指定医療機関における公認心理師の活動

菊池安希子

Keywords　医療観察法（心神喪失者等医療観察法），重大な他害行為，指定入院医療機関，指定通院医療機関，多職種チーム，心神喪失

Ⅰ　はじめに

「心神喪失等の状態で重大な他害行為を行った者の医療及び観察等に関する法律」は平成 15（2003）年 7 月に成立・公布され，平成 17（2005）年 7 月施行された。一般には「心神喪失者等医療観察法」や「医療観察法」という略称で呼ばれることが多い。

医療観察法制度において心理職は，公認心理師法が成立する以前から，医師，看護師，精神保健福祉士等の他の国家資格のある職種と並ぶ重要な専門職の一つであるとみなされ，活躍を重ねてきた。本章では，まず，医療観察法の制度を説明し，その上で，医療観察法指定医療機関における公認心理師の活動について概説する。

なお，医療観察法は公認心理師法成立以前に施行されたため，各種関連ガイドライン等において心理職は，「公認心理師」ではなく「**臨床心理技術者**」と記載されているため，以下の解説ではこの用語を用いることをご了解いただきたい。

Ⅱ　医療観察法制度の概要

1．なぜ精神障害があると刑が減免されるのか

刑法 39 条には「1．心神喪失者の行為は罰しない，2．心神耗弱者の行為は，その刑を減軽する」という**責任能力**についての規定がある。「**心神喪失**」というのは，精神の障害のために，自分の行為の善悪について適切に判断する能力と，そ

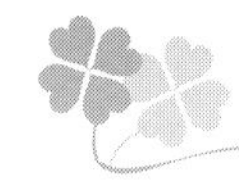

の判断に従って自分の行動をコントロールする能力が失われている状態をさす。「**心神耗弱**」というのは，前述の能力が著しく限定的な場合である。

刑罰とは，法律において禁止されている行為を，悪いことと知りながら，あえて行うという意思決定をして，法に触れる行為をしたことに対して科せられるものである。そのため，たとえば精神病性障害の幻覚や妄想の影響により，自分のやっていることが「悪いこと」であることが判断できない精神状態での犯行は，非難できないものとして扱うことを規定したのが刑法 39 条なのである。精神障害を理由とした刑の減免の歴史は古く，日本ではすでに養老律令（757 年）において精神薄弱を含む廃疾者は減刑されるとしていた（八木，2010）。

２．医療観察法制定までの経緯

医療観察法が制定される前，精神障害の影響のもとで殺人や傷害などの重大な事件を起こした者は，検察官によって心神喪失または心神耗弱と判断されると，精神保健福祉法のいわゆる 24 条通報（検察官通報）により措置入院につなげる努力がされていた。心神喪失として裁判によって無罪になったり，心神耗弱で刑を減軽されたりした場合にも，24 条通報がなされていた。しかし，24 条通報をしたからといって必ず措置入院になるわけではなく，なったとしても一般精神科の人員配置や設備では司法精神科の専門的介入は困難であり，退院後の医療の継続性を担保する仕組みもないなど，種々の課題があった。

1999 年の精神保健福祉法の改正において，自傷他害を防止するための保護者の監督義務が削除されることになり，重大な罪を犯した精神障害者の処遇の在り方についての検討を早急に進めることが国会において附帯決議された。対応のために 2001 年１月には法務省・厚生労働省の合同検討会が発足した。ところがその数カ月後の６月に池田小学校事件（大阪教育大学附属池田小学校に男が侵入して無差別に児童８人を殺害し，15 人の児童や教師に重軽傷を負わせた事件）が起こったのである。犯人に措置入院歴があったことから，事件を起こした精神障害者の処遇を定めた法律の制定に向けた動きが加速することとなった。

政府は事件を起こした精神障害者のうち，再び事件を起こすおそれのある者を対象とした強制入院制度の法案を提出したが，正確な再犯予測は不可能であることから保安処分になるとの批判がなされた。その後も法案に対する検討が重ねられ，最終的に３回の国会審議を経て 2003 年７月に医療観察法として公布された。

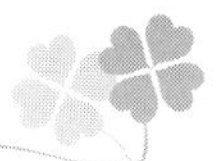

3．医療観察法の目的

先述の経緯を経て成立した医療観察制度は，精神障害のために通常の刑罰を科すことができない状態で重大な他害行為を行った者に対して，国の責任において手厚い専門的な医療を行い，適切で継続的な医療を確保するための仕組みを設けた制度である（法務省，2006)。その目的は，対象者の「病状の改善」により，「同様の行為の再発の防止」を図ることにより，「社会復帰を促進する」ことにある（医療観察法第 1 条)。

4．対象者

医療観察法制度の対象は，心神喪失又は心神耗弱の状態で重大な他害行為を行った者である。この法律における「**重大な他害行為**」とは，殺人，放火，強盗，強制性交等，強制わいせつ（これらの未遂を含む)，傷害（軽微なものを除く）にあたる行為をいう。対象者は精神の障害のために通常の刑事責任を問えない状態で加害行為に及んでいるため，こうした行為を犯罪行為ではなく，「**他害行為**」と呼ぶ。医療観察法制度のもとで処遇される原因となった重大な他害行為は「**対象行為**」と呼ばれる。

2005 年の制度開始以来，医療観察法の対象者は，性別では男女比がおよそ 4：1，主診断では，統合失調症圏の者が約 8 割を占めている。対象行為では，殺人（未遂含む)，傷害，放火（未遂含む）で約 9 割を占めている（菊池ら，2011)。

5．医療観察法による処遇が決定するまでの流れ（図 1）

医療観察法が適用されるのは，「重大な他害行為」を行い，警察から検察庁に送致された者のうち，①心神喪失または心神耗弱が認められて不起訴処分になった者，②心神喪失を理由に無罪の裁判が確定した者，③心神耗弱等を理由として刑が減軽されて執行猶予付きの裁判が確定した者，である。これらの者について，検察官が地方裁判所に対して，医療観察法制度による処遇の要否や内容について決定するよう，申立てを行う。

申立てを受けた地方裁判所は，裁判官 1 名と**精神保健審判員**（精神科医） 1 名から成る**合議体**を構成する。裁判所は鑑定入院命令により，対象者を指定する鑑定入院医療機関に入院させる。鑑定医が 2 カ月を原則として最大 3 カ月以内に医療観察法鑑定を行い，鑑定書を提出する。また，裁判所の嘱託を受けた保護観察所が「**生活環境の調査**」(対象者の住居や家族，地域の精神保健福祉サービスの

対象行為
警察
送致
検察庁
不起訴
起訴
裁判所
無罪等
検察官による申立て
保護観察所による生活環境の調査
鑑定医療機関にて医療観察法鑑定
地方裁判所での当初審判（合議体による）
入院決定*
通院決定*
不処遇，却下*
医療観察法から外れる
入院処遇
・指定入院医療機関による多職種チーム医療
・半年毎に入院継続申請
・保護観察所による生活環境の調整等
再入院決定*
退院決定*
地域処遇
・指定通院医療機関による多職種チーム医療
・保護観察所の社会復帰調整官による精神保健観察（関係機関の連携確保等）
処遇終了決定*
通院期間の満了または処遇終了決定*
医療観察法による処遇終了
一般の精神保健福祉の継続へ

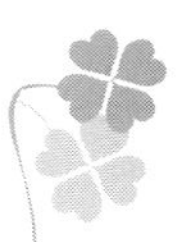

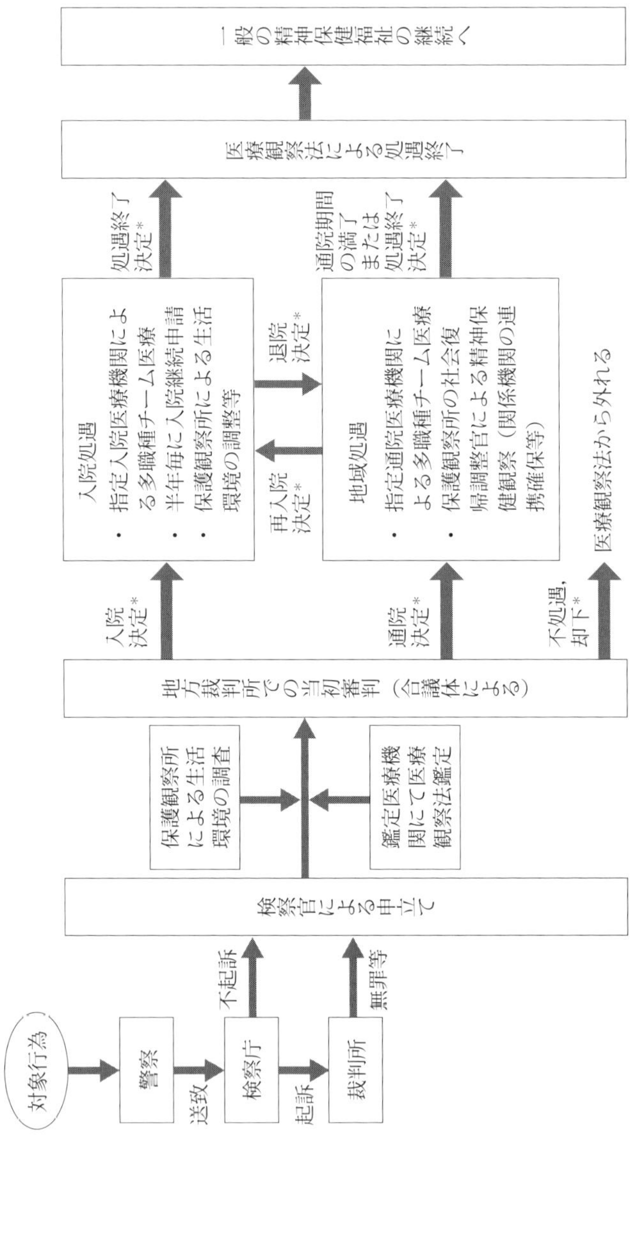

＊地方裁判所における審判による決定

図１　医療観察制度における処遇の流れ

状況などの調査）を行って地方裁判所に調査結果報告書を提出する。審判では合議体が，鑑定と生活環境の調査の結果をもとに，**精神保健参与員**（精神保健福祉士）の意見を参考にして，対象者に医療観察法の医療が必要かどうか，必要な場合にどのような種類かを決定する。審判の決定は，「入院による医療」（いわゆる入院処遇），「入院によらない医療」（いわゆる通院処遇），「不処遇」，「却下」の４種に分かれる。対象者の精神科医療は，入院処遇では指定入院医療機関，通院処遇では指定通院医療機関で行われる。**指定入院医療機関**と**指定通院医療機関**を**指定医療機関**という。

医療観察法による医療の要否判断の基準とされるのが，１）疾病性，２）治療反応性，３）社会復帰要因，の３要件である。この３要件が満たされるときに，医療観察法による医療が必要とみなされる。

１）**疾病性**：対象者が対象行為を行った際の心神喪失，または心神耗弱の状態の原因となった精神障害と同等の精神障害を有していること。
２）**治療反応性**：そのような精神障害を改善するために，医療観察法による医療を行うことが必要であること，すなわち，その精神障害が治療可能性のあるものであること。
３）**社会復帰要因**：医療観察法による医療を受けさせなければ，その精神障害のために社会復帰の妨げとなる同様の行為を行う具体的，現実的な可能性があること。

6．指定医療機関による医療

①指定入院医療機関

指定入院医療機関は厚生労働省が指定した公立の医療機関である。指定入院医療機関では，手厚い人員配置のもと，各対象者に対して**多職種チーム**（Multidisciplinary Team; MDT）が治療計画を作成した上で，専門的な司法精神科医療を提供している。多職種チームは典型的には，医師，看護師，精神保健福祉士，臨床心理技術者，作業療法士から構成される。

入院治療は，急性期，回復期，社会復帰期に分かれ，各期の治療目標を達成することで次の期に進む。治療期間の目安は，急性期（目標：12 週以内），回復期（目標：36 週以内），社会復帰期（目標：12 週以内）で合計１年半とされているが，実際には個々の対象者の病状等によって入院期間には幅がある。法文上，入院期間の上限の定めはない。以下に各期の治療目標を挙げた（厚生労働省，2020）。

１）**急性期**：初期評価と初期の治療計画の作成／病的体験・精神状態の改善／身体的

回復と精神的安定／入院対象者との信頼関係の構築／治療への動機付けの確認。

2）**回復期**：日常生活能力の回復／病識の獲得と自己コントロール能力の獲得／評価に基づき計画された多職種チームによる多様な治療／病状の安定による外出の実施。

3）**社会復帰期**：社会生活能力（服薬管理，金銭管理等）の回復と安定／社会復帰のケアに沿ったケアの実施／継続的な病状の安定による外泊の実施。

入院に不服の場合，対象者，その保護者または付添人は，入院から２週間以内であれば，地方裁判所に抗告をすることができる。また，入院中のいかなる時期であっても医療観察法による医療終了の申立てを地方裁判所に提出することができる。

入院中は６カ月ごとに入院継続を地方裁判所に申請して審判を受けなければならない。地方裁判所の決定は対象者本人に通知される。退院についても，地方裁判所への退院の申立てによって行われる。指定入院医療機関で医療観察法処遇を受けた対象者の大多数は，入院処遇から医療観察法の通院処遇に移行する。

定期的にCPA会議（入院中に行われるケア会議。英国のCare Programme Approachを参考にしたことからCPA会議と呼ばれている）が開催され，保護観察所，指定入院医療機関のMDT，退院後の帰住予定地の関係機関（精神保健福祉センター，保健所，福祉事務所等）が，対象者の希望を聴きながら，連携して退院に向けた調整を行う。

②指定通院医療機関

指定通院医療機関には，公立や民間の病院や診療所が厚生労働省に指定されている（広義には指定通院医療機関に関わる薬局等も指定通院医療機関に含まれる）。指定通院医療機関には，当初審判で通院処遇の決定を受けた者，あるいは指定入院医療機関における入院処遇を受けた後に通院処遇決定を受けた者が通う。

指定通院医療機関における医療もMDTによって行われる。また，保護観察所の**社会復帰調整官**が招集する**ケア会議**では，指定通院医療機関，保健所，グループホーム，訪問看護ステーションなどの関係機関が対象者本人の希望を聴きながら，連携して処遇内容の調整を行う。

通院処遇の期間は原則３年間であるが，裁判所の決定に基づき，これより短い期間で終了することもある。また，３年経過時点で引き続き本制度による医療の必要性が認められる場合は，裁判所の決定に基づき，２年を超えない範囲で延長されることがある。このように，入院処遇とは異なり，通院処遇の期間には上限

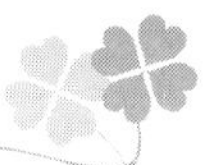

が定められている。

通院治療のステージは，原則３年間の通院医療の期間を前期，中期，後期に分けて進められる。

1）前期（6 カ月）：援助職と対象者の信頼関係の構築が重視され，外来通院や服薬など必要な医療や福祉サービスの利用を軌道に乗せることが一つの目標になる。ケア会議も当初は頻回に行い，徐々に間隔をあけていく。
2）中期（18 カ月）：社会活動にも安定的に参加したり，活動範囲を広げたりする時期になる。生活の変化が病状に影響を与えることもあるため，再発の注意サインのモニタリングや，必要な相談を対象者ができるように支援する。
3）後期（12 カ月）：一般精神医療への移行を準備する時期である。対象者が必要な医療を自主的・安定的に利用して，社会参加できるように引き続き援助する。一定期間，継続的な通院治療が確保され，病状の再発がないか，あるいは休息入院等を上手に利用できるなど病状管理ができており，生活や病状に影響する金銭管理等の大きな問題がなく，支援体制が確立していれば，医療観察法の処遇終了が検討される。

通院処遇中に精神症状が悪化した場合は，精神保健福祉法に基づく入院が検討される。精神保健福祉法の入院になったとしても，医療観察法の通院処遇は継続される（つまり，精神保健福祉法入院中も通院処遇期間のカウントは止まらない）。精神症状が悪化するだけでなく，重大な他害行為を行うおそれが高まった場合には，裁判所の決定に基づき，医療観察法指定入院医療機関に再入院になることがある。

Ⅲ　指定医療機関における臨床心理技術者の活動

1．臨床心理技術者の人員配置

指定入院医療機関の人員配置は手厚く，33 床の病棟であれば，医師は 8 対 1，看護師は 1 対 1.3 以上に 4 名足した数，臨床心理技術者，作業療法士，精神保健福祉士の合計は，5 対 1 以上プラス 1 名である。つまり，33 床の病棟では，必ず２～３名の臨床心理技術者が配置されている。一方，指定通院医療機関の人員配置基準は，「作業療法士，精神保健福祉士又は臨床心理技術者が 1 名以上配置されていること」とされており，臨床心理技術者は実際には配置されていることが多いが，必須とはされていない。

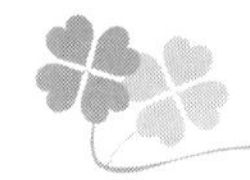

２．アセスメント

医療観察法指定入院医療機関のような司法精神科に特徴的なアセスメントは，リスクアセスメントであろう。医療観察法制度内では，入院処遇から通院処遇の終了まで，「**共通評価項目**」（厚生労働省，2020）による評価が行われており，その項目の一部がリスク予測に使用されている。共通評価項目は，以下の５要素領域 17 下位項目で構成されている。

１）精神医学的要素：①精神病症状，②非精神病症状，③自殺企図。
２）個人心理的要素：④内省・洞察，⑤生活能力，⑥衝動コントロール。
３）対人関係的要素：⑦共感性，⑧非社会性，⑨対人暴力。
４）環境的要素：⑩個人的支援，⑪コミュニティ要因，⑫ストレス，⑬物質乱用，⑭現時的計画。
５）治療的要素：⑮コンプライアンス，⑯治療効果，⑰治療・ケアの継続性。

「共通評価項目」の項目はすべて動的要因（変化しうる要因）であり，定期的に評価することにより，治療の進展をモニタリングすることが可能である。評定はMDT が実施するが，「内省」「共感性」「病識」の項目においては，臨床心理技術者の評価が重視される傾向がある。

医療観察法の対象者は，精神障害だけでなく，金銭管理や飲酒問題，被虐待歴，暴力傾向，ソーシャルサポート欠如，認知機能の低下等々，多種多様な課題を同時に抱えていることも多い。それぞれの課題の有機的なつながりや悪循環を明らかにして，系統的な介入を計画するために役立つのが，**ケース・フォーミュレーション**である。臨床心理技術者は，心理検査や各種心理学的モデルを用いた見立てを行う専門性を持っていることにより，ケース・フォーミュレーションにおいて果たす役割が大きい（鈴木ら，2019）。

３．心理的介入プログラム

医療観察法指定入院医療機関では，手厚い人員配置ならではの多様な心理的介入プログラムが行われている。心理的介入プログラムは，全指定入院医療機関に共通なわけではなく，機関ごとに独自に開発や実施されているものも多い。医療観察法における臨床心理技術者の役割の１つは，既存の介入プログラムを実施するだけではなく，対象者のニーズに応じて，必要があればプログラムを新たに開発することである。

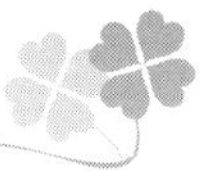

SST（社会的スキル訓練）や WRAP（元気回復行動プラン），疾病教育，といった一般精神科と共通するプログラムだけでなく，司法精神科の対象者に合わせたプログラムも開発され,実施されている。対象行為の内省を促すプログラム（例：今村ら，2010）や，幻覚・妄想の認知行動療法（例：菊池ら，2010），他害防止のための認知スキルプログラム（例：菊池ら，2010），物質使用障害プログラム（例：今村ら，2012），クライシスプラン（例：野村ら，2014），等々がある。

指定通院医療機関においては，臨床心理技術者の配置は必須ではないため，配置があったとしても，対象者に全く関わらない場合もあれば，心理検査の時にのみ関わる場合，精神科デイケア等の場で関わる場合，個別心理面接を実施する場合など，働きかけの実情は機関ごとに大きく異なる。個別心理面接が実施されている事例では，クライシスプランの見直しや，入院処遇中に行ったプログラムの振り返り等が行われ，対象者の社会復帰にとって重要な移行期を支える援助を行っている。

4．MDT の一員としての役割

治療は MDT で協働しつつ，対象者本人と話し合いながら進める。以下には事例（複数事例を統合したもの）に対する多職種による役割分担の例を挙げる。

事例Ａ氏：40 代男性

診断：双極性障害，アルコール依存症

対象行為：傷害

入院までの経緯：生後から高校卒業まで行動上の問題はなく過ごした。高校時代から気分の上下動が認められるようになり，卒業後は躁状態になると転職を繰り返し，乱費して借金を重ね，飲酒量が増えて暴力的になった。服薬中断のため，頻回の入院歴がある。躁状態で近隣の飲食店の窓を叩き割り，金の無心を断った父親の頭に椅子を振り下ろして傷害を負わせた。

指定入院医療機関に入院後，多職種のアセスメントに基づき，対象者の希望を聞きながら，治療計画をたてる。治療計画は入院時だけでなく，入院ステージごとに見直され，定期的に実施される MDT 会議において，対象者を含めて細部を更新していく。

Ａ氏の場合，以下が入院期間中の課題となった。すなわち，病識獲得，暴力マネジメントの獲得（特に情動耐性スキル），向社会的問題解決の獲得，物質使用障

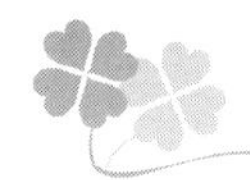

害の治療，対象行為の内省，健康的な余暇時間の過ごし方の獲得，借金整理，生活保護の申請，両親との関係調整，退院先住居の検討（実家は引っ越しを余儀なくされ，親は今後の同居を拒否していた），である。

各職種は働きかけを分担し，協働して取り組んだ。以下は働きかけの例である。

・臨床心理技術者：双極性障害の認知行動療法，問題解決スキル，内省深化の取り組み等を担当。双極性障害の認知行動療法を通して，看護師による疾病教育の内容を実体験とつなげた。苦情や悲しみに対処するために暴言・暴力を使ってきた経緯を整理し，相談スキルや問題解決法を導入し，病棟生活や外出・外泊で使ってもらった。日々のルール無視や，他患者との葛藤などを題材として，情動制御のスキルを練習した。対象行為の振り返りを個別面接で行い，親との葛藤についても取り扱った。物質使用障害プログラムや内省プログラム（集団療法）参加中は，予習復習を支援した。
・医師：診察，薬物調整等を担当。Ａ氏は「薬の飲み心地」の苦情を医師に伝え，説明を受けたり，処方の調整をしてもらったりした。看護師による双極性障害の疾病教育を受け，心理面接内では生活史を表に整理して服薬と病状の関係を書き込んだ。作業療法では作業に集中できるようになったことが実感された。段々と「強制的に飲まさせられている」感覚が「医者と相談しながら薬を選んでいる」感覚へと変わり，服薬の重要性を認識するようになった。
・看護師：疾病教育（集団療法），再発防止教育（集団療法），プログラム内容の生活内般化の働きかけ等を担当。双極性障害の疾病教育によって病気の特徴は理解したが，「気分が良いこと」と「躁状態」の区別が難しかったため，臨床心理技術者が心理面接で認知行動療法を行い，再発兆候の復習を行った。病棟生活ではルール無視が目立った。作業療法で使ったハサミを部屋に持ち帰り，注意されると暴言を吐いたり，特定の患者の足音がうるさいと感じて被害的な恨みを募らせたりしていた。担当看護師はその都度，こうした課題をMDTと共有し，各職種で介入計画をたてて，役割を分担した。
・作業療法士：作業療法の中でＡ氏は絵を描くことの楽しさを思い出し，多くの作品を作成した。職業適性検査を実施すると，Ａ氏は今後の就労について具体的に考えるようになった。共同作業（金魚の水槽清掃など）で他の患者にイライラした体験は，臨床心理技術者が心理面接でとりあげ，情動調整スキルの獲得に活かされた。
・精神保健福祉士：CPA会議進行，各種制度利用援助，借金整理援助，退院調整等を担当。精神保健福祉士の援助を受けながら，借金整理のために弁護士に相談したり，生活保護受給手続きを行ったりする中で，本人の相談スキルは向上し，援助職を安定的に信頼するようになった。社会復帰調整官と退院後の親との会い方についての調整を行った。
・全職種：退院前には，Ａ氏がクライシスプランを作成し，全職種と検討して改訂した。退院審判期日が決定すると，MDTで本人の審判練習を行い，当日に備えた。

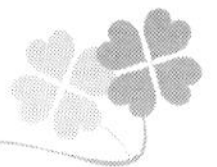

退院後のＡ氏は，一人暮らしをして服薬と物質使用障害の自助グループへの参加を続け，暴力にいたることなく３年で通院処遇を終了した。

Ⅳ　医療観察法対象者の転帰と公認心理師への期待

医療観察法で処遇された患者の転帰はどうなっているのだろうか。指定入院医療機関退院後の対象者 526 名の転帰・予後についての調査によれば，「重大な」再他害行為率は１年以内で 0.4%，３年以内で 2.0%であった。法制度の違いがあるために単純比較はできないが，諸外国の保安病院退院者と比べても，再他害行為率は低かった（永田ら，2016）。これまでのところ，対象者の「病状の改善」により「同様の行為の再発の防止」を図ることで「社会復帰を促進する」という医療観察法の目的はおおむね果たされているように思われる。

医療観察法制度においては，公認心理師の国家資格化が実現する前から，心理職は専門的医療の重要な職種の１つとして認識されてきた。しかし，指定入院医療機関に比べると，指定通院医療機関では，配置が必須でないこともあり，対象者の処遇における臨床心理技術者の活用は進んでいない。医療観察法の対象者では，通院処遇が開始して１～２年以内のいわゆる「移行期」に問題行動が生じやすいことなどが課題の１つである。移行期支援を手厚くするためには，狭義の精神科治療に加えて心理社会的介入が求められる。今後は指定入院医療機関だけではなく指定通院医療機関における公認心理師の一層の活躍が期待される。

◆学習チェック表

□　医療観察法の目的を理解した。
□　どのような人が医療観察法の対象になるかを理解した。
□　多職種チーム・アプローチについて理解した。

より深めるための推薦図書

法務省：医療観察法Ｑ＆Ａ．http://www.moj.go.jp/hogo1/soumu/hogo_hogo11-01.html

石垣琢麿・菊池安希子・松本和紀・古村健編（2019）事例で学ぶ統合失調症のための認知行動療法．星和書店．

松本俊彦・今村扶美（2015）SMARPP-24：物質使用障害治療プログラム．金剛出版．

生島浩編（2017）触法精神障碍者の地域生活支援．金剛出版．

文　献

今村扶美・松本俊彦・藤岡淳子ほか（2010）重大な他害行為に及んだ精神障害者に対する「内

省プログラム」の開発と効果測定．司法精神医学，5(1); 2-15.

今村扶美・松本俊彦・小林桜児・和田清（2012）心神喪失者等医療観察法における物質使用障害治療プログラムの開発と効果．精神医学，54(9); 921-930.

菊池安希子・長沼洋一・安藤久美子・岡田幸之（2011）医療観察法の運用状況．Schizophrenia Frontier, 12(3); 17-22.

菊池安希子・美濃由紀子（2010）国立精神・神経センター・医療観察法病棟が，そのプログラムとノウハウを公開します②「幻覚・妄想の認知行動療法」．精神看護，13(6); 44-51.

菊池安希子・岩﨑さやか・美濃由紀子（2010）国立精神・神経センター・医療観察法病棟が，そのプログラムとノウハウを公開します③「暴力という問題解決をやめるための介入『思考スキル強化プログラム』」．精神看護，14(1); 28-36.

厚生労働省（2020）心神喪失者等医療観察法「入院処遇ガイドライン」．https://www.mhlw.go.jp/stf/shingi2/0000197589_00007.html（閲覧：2020 年 11 月 20 日）

鈴木敬生・田口寿子（2019）司法精神療法のケース・フォーミュレーション．In：林直樹・下山晴彦編：ケース・フォーミュレーションと精神療法の展開（精神療法 増刊第６号）．金剛出版，pp.101-109.

永田貴子・平林直次・立森久照・高橋昇・野村照幸・今井淳司ほか（2016）医療観察法指定入院医療機関退院後の予後調査．精神医学，58(7); 633-43.

野村照幸・森田展彰・村杉謙次・大谷保和・斎藤環・平林直次（2014）一般精神科医療への医療観察法に基づく医療の応用：クライシスプランによる疾病自己管理と医療の自己決定．臨床精神医学（特集：医療観察法とその周辺：症例と取り組み），43(9); 1275-1284.

法務省保護局（2006）心神喪失者等医療観察法による地域処遇ハンドブック―精神障害者の社会復帰をすすめる新しい地域ケア体制の確立のために．法務省保護局．

八木深（2010）「悪いこと」をしても責任を問えない場合があるの？―精神障害者の責任能力について．医療，64(3); 171-176.

第３部
保健活動が行われている現場における心理社会的課題および必要な支援

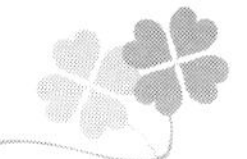

第 12 章

保健活動の現場と公認心理師

宮脇　稔

Keywords　地域保健活動，精神保健福祉サービス，保健所，市町村保健センター，精神保健福祉センター，地域保健法，精神保健福祉法，母子保健法，多職種協働，多機関連携

I　はじめに

地域保健活動は，障害を持つ・持たないに関わらず，すべての住民が住み慣れた地域で共に生活していけるように総合的に支援する機能を担う活動である。その機能を担う現場としては**保健所**および**市町村保健センター**，そして精神保健活動を担う**精神保健福祉センター**が位置づけられている。地域保健対策の基本的指針は地域保健の円滑な実施や総合的な推進を図ることを目的として，**地域保健法**に基づいて定められている。地域保健の推進は保健所および市町村保健センターが担っており，医師，保健師，看護師，薬剤師，管理栄養士ほか，多くの専門職種が配置されている。また，**精神保健福祉法**により精神保健の拠点相談機関として精神保健福祉センターの設置が定められ，専門職として心理職も採用されている。

保健所や市町村保健センターにおいても，心理職は精神保健福祉相談員あるいは心理相談員として数は少ないものの配置されてきている。

2018 年 11 月の公認心理師の誕生により，地域保健活動における担い手として公認心理師が地域保健現場で多くの専門職種と共に連携・協働するようになることが予想される。

本章では公認心理師が地域保健対策におけるさまざまな事業や活動に，他の専門職種や専門機関と連携している現状を整理し，今後の地域保健活動を担う公認心理師への期待と課題について取り上げたい。

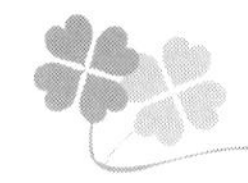

Ⅱ　地域保健活動を担う機関とその事業・業務・活動内容および関係法規

はじめに地域保健活動を担う精神保健福祉センター，保健所，市町村保健センター３施設の関係法規における位置づけや活動理念について概観する。

１．保健所

1994年に保健所法が地域保健法に改正され，保健所は地域住民の健康を支えるために疾病の予防，衛生の向上など，地域住民の健康の保持増進に関する業務を担う公的中核機関となっている。地域住民の健康･衛生を支え，感染症，災害，医療などの対策を講じ，広域的で専門的な難病，母子保健，老人保健指導や食品衛生，環境衛生など広く生活環境に関わる業務を担い，精神保健に関する相談や訪問指導を行うほか，企画・調整，普及・啓発，研修や組織の養成およびその他の必要な事業を行っている。また，精神障害者の健康の保持増進を図るため，精神保健に関する調査研究，情報収集やその整理，活用を図る業務も担っている。

保健所は地域保健法に基づき都道府県，指定都市，中核市，特別区などに設置されている（2018年469カ所）。

２．市町村保健センター

保健センターは地域保健法で規定されている。市町村レベルで対人サービスを基本とする健康づくりを担い，母子保健や生活習慣病および成人・高齢者保健などの総合的な保健サービスとして健康相談，保健指導，健康診査など地域保健に関するさまざまな事業を行う。精神保健に関する事項としては，精神保健福祉法に基づいて　医療・保健・福祉相談等の地域精神保健に関する必要な事業を行っている。

市町村保健センターは地域住民の健康を支援する一番身近な機関であり多くの市町村に設置されている（2017年2,456カ所）。

３．精神保健福祉センター

精神保健福祉法により各都道府県および政令指定都市に設置することが定められ，精神保健の向上および精神障害者の福祉に関する知識の普及を図り，調査研究，相談・指導を行う機関である。業務は地域住民の精神的健康の保持増進，精

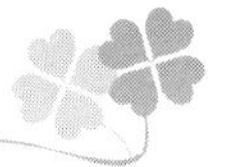

神障害の予防，適切な精神医療の推進，社会復帰の促進，自立と社会経済活動への参加支援と広範囲にわたる。精神保健および精神障害者福祉に関する相談および指導では，心の健康相談，精神医療相談，社会復帰相談から虐待，依存，ひきこもり，思春期問題，認知症に至る，より複雑で困難なケースを担当しており，精神保健福祉全般の相談拠点機関である（2015 年 69 カ所）。

4．保健所・市町村保健センター・精神保健福祉センターの専門職種

地域保健活動を担うこれらの機関では，医師，歯科医師，看護師，保健師，助産師をはじめ薬剤師，栄養士，管理栄養士，理学療法士（PT），作業療法士（OT），精神保健福祉士，職業指導員，作業指導員，診療放射線等各種検査技師，精神保健福祉相談員，医療社会事業職員，調理員，獣医師，歯科衛生士そして心理職（公認心理師）といった実に多くの専門職種が働いており，個人や集団の地域住民に対し多職種と多機関が連携を図りながら相談支援活動や事業を展開している。

5．3 機関における業務と活動

地域保健活動が担う対象者は，その地域に暮らす老若男女の新生児から後期高齢者までのすべてであり，事業は予防から治療そしてリハビリテーションにわたり，治療も支援も相談もあるいは教育や啓蒙活動も担っているのが実状である。そのため 3 つの機関における業務と活動はそれぞれ広範囲にわたっており，地域住民に一番身近な活動機関としての市町村保健センターと，その活動を援助・指導する中核専門機関としての保健所，そして精神保健福祉の広域にわたる専門的業務を担う相談拠点機関としての精神保健福祉センターがある。

それぞれの機関において，心理職が地域保健福祉対策を多職種と協働して実践している業務や活動を以下に列挙する。関係領域での活動については本巻の各章や本テキストシリーズ第 17 巻『福祉心理学』の各章の記載も参照願いたい。また関係する法律は，精神保健福祉法，地域保健法，健康増進法，母子保健法，障害者総合支援法，発達障害者支援法におよび，Ⅲ節「保健領域に必要な関係行政法」の項で概説する。

①心の健康の保持増進事業

障害者総合支援法，精神保健福祉法と連携させながら地域保健サービスとして健康・医療相談，保健指導，健康診査などの活動を実施している。成人，高齢者に対しては「健康寿命」を伸ばすための生活習慣病の予防や認知症対策事業を実

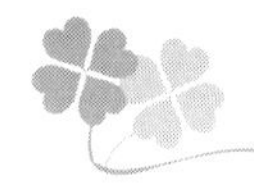

施し，精神障害の知識，精神障害者の権利擁護の普及・啓発活動として精神保健福祉セミナー等を開催し地域住民への啓蒙を図っている（本書，13 章，10 章，15 章，および第 17 巻『福祉心理学』11 章参照）。

②母性並びに乳児および幼児に対する事業

母親ならびに乳幼児を対象に，家庭訪問，保健指導，健康調査，健康教育などを実施し母子の健康保持および増進を図る事業で，主に市町村保健センターが実施している。乳幼児健診（乳児，１歳半児，３歳児），母子心理相談，育児相談，療育相談，DV 相談等。

③発達相談関連事業

子育て支援センター，市町村子ども発達支援センター，児童発達支援センター，発達障害者支援センター，児童家庭支援センター，児童相談所，特別支援教育センター等とも連携しながら活動する（本書７章，および第 17 巻『福祉心理学』７章，８章参照）。

④自殺・依存対策事業

ひきこもり，自殺予防支援のための活動や自殺対策としてゲートキーパー養成研修の実施。また各種依存症（薬物・アルコール・ギャンブル依存，虐待，性暴力被害）への対策および支援活動。うつ病を含めた職場復帰への活動を支援する（本書 14 章，および第 17 巻『福祉心理学』10 章参照）。

⑤災害対策支援事業

災害発生後の心のケアチームや災害派遣精神医療チーム（DPAT）の派遣等を行う（本書 16 章参照）。

⑥デイケア事業

2002 年の精神保健福祉法の改正により市町村の役割が強化され，保健所におけるデイケアやグループ活動が主に市町村保健センターで実施されるようになった。その後は障害者総合支援法の地域生活支援事業や就労支援事業へと移行され，地域保健におけるデイケア実施は減少してきている。

⑦組織育成事業

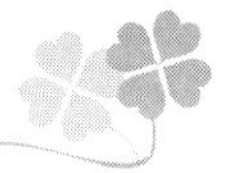

家族会，当事者グループ，社会復帰事業団体，精神保健福祉関係団体等の組織を育成したり支援したりする事業を行っている。

6．精神保健福祉センター独自の事業

①精神医療審査会業務

精神医療審査会は，精神障害者の人権に配慮したうえで適正な医療および保護を確保するため，精神科病院に入院している精神障害者の処遇等について専門的な審査を行う付属機関として設置されている。審査会の事務は審査の独自性と客観性をも確保するため，精神保健福祉センターが担っている。

②精神障害者保健福祉手帳の等級判定業務

一定の精神障害の状態にあることを認定して手帳を交付することにより，各種の支援策を講じて精神障害者の社会復帰の促進を図る。判定業務は精神保健福祉センターが業務として行っている。

③調査研究事業

地域精神保健福祉活動の推進のための資料提供等を目的として，相談業務や審査判定業務等に関する調査研究を行い，紀要を発行する。また，各種学会での発表や専門雑誌への投稿等も行っている。

III　保健領域に必要な関係行政法

次に精神保健福祉センター・保健所・市町村保健センターの事業や活動に関連する行政法（精神保健福祉法，地域保健法，健康増進法，母子保健法，障害者総合支援法，発達障害者支援法）を概説する。

1．精神保健福祉法（精神保健および精神障害者福祉に関する法律）

1987 年に厚生労働省を担当官庁として法制化した精神保健法を，1995 年に精神保健福祉法と名称変更し，入院患者の人権の保護や自立と社会復帰の推進を目的とし，精神障害者社会復帰施設の設置等の精神保健法の保健医療施策に加えて，地域精神保健福祉の発展が図られることとなった。

精神保健福祉法では法の目的として，①精神障害者の医療および保護，②社会復帰の促進および自立と社会経済活動への参加・促進のための援助，③精神障害

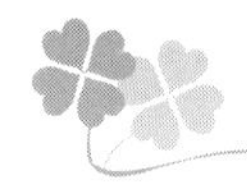

の発生の予防，④国民の精神的健康の保持および増進。そして以上を通して，⑤精神障害者の福祉の増進および国民の精神保健の向上を図ることを規定している（1条）。

福祉施策としては都道府県知事に精神障害者保健福祉手帳の交付申請（45条）が創設され，1999年の改正では，移送制度の創設や保護義務者の自傷他害防止義務の廃止が規定され，2014年の改定では，厚生労働大臣が精神障害者に良質かつ適切な医療の提供を確保するための指針を定め，保護者制度の廃止，医療保護入院の見直し，精神医療審査会に関する見直しが規定された。

2．地域保健法

厚生労働省を担当官庁とし，1994年に保健所法を改称した法律である。地域住民を対象に健康の保持および増進に寄与することを目的とする法律であり，地域保健対策の推進に関する基本指針，保健所の設置とその他地域保健対策の円滑な総合的実施や地域保健に関する事項を定めている。この法により，従来の保健所で行っていた保健サービスと，市町村に設置された地域保健センターでのサービスが一元化されることになった。

保健所は，所管区域の市町村の地域保健対策の実施に関し，市町村の求めに応じ，技術的助言，市町村職員の研修その他必要な援助を行うことができる（8条），と規定しており，市町村保健センターと事業・活動を共に行うこともできることになっている。

3．健康増進法

厚生労働省を担当官庁とし2000年に厚生省（当時）が第3次国民健康づくり対策として策定した「21世紀における国民健康づくり運動」（健康日本21）を推進するために，2002年に栄養改善法を改称し制定された。国民の健康増進の総合的推進に関する基本事項を定めて措置を講じ，国民保健の向上を図り，ヘルスプロモーションの理念に基づく生活習慣病の予防を目的として制定された法律である。

2013年には健康日本21の基本方針を改定し，2022年までの10年間にわたる第4次国民健康づくり対策として，①健康寿命の延伸と健康格差の縮小，②生活習慣病の発症予防と非感染性疾患の予防，③社会生活に必要な機能の維持および向上，④健康のための社会環境整備，⑤栄養・食生活，身体活動・運動，休養，飲酒，喫煙，歯・口腔に関する生活習慣や社会環境の改善など，積極的な健康増

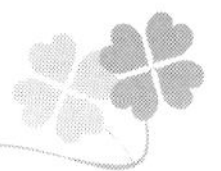

進を提案し，政府が策定した医療制度改革大綱の法的基盤として「国民の責務として，生涯にわたり自らの健康状態を自覚し健康増進に努めること」を新たな基本方針として規定している。

4．母子保健法

1965 年に母子の健康保持をはかるために制定された法律で，4 章 28 条から成り「母性並びに乳児及び幼児の健康の保持及び増進を図るため，母子保健に関する原理を明らかにするとともに，母性並びに乳児及び幼児に対する保健指導，健康診査，医療その他の措置を講じ，もつて国民保健の向上に寄与すること」（1条）を目的として規定している。また，２条で母性の尊重と保護について，３条では乳幼児の健康の保持増進について述べ，国及び地方公共団体の責務について「母性並びに乳児及び幼児の健康の保持及び増進に努めなければならない」（5条），「母性並びに乳児及び幼児の健康の保持及び増進に関する施策を講ずるに当たっては，当該施策が乳児及び幼児に対する虐待の予防及び早期発見に資するものであることに留意し，母子保健の理念が具現されるように配慮しなければならない」（5条２項）としている。

保健所法が地域保健法に改正されたことに伴い，1994 年には市町村が母子保健計画の策定およびサービスの提供を行うと改正され，2017 年の改定では，母性並びに乳児及び幼児の健康の保持及び増進に関する包括的な支援を行うことを目的とする母子健康包括支援センターの設置に努力することが定められた。

5．障害者総合支援法（障害者の日常生活及び社会生活を総合的に支援するための法律）

障害者自立支援法（2005）が障害者総合支援法へと改正され，2013 年に施行された。基本理念を次のような実に長い一文で表現している。「障害者及び障害児が日常生活又は社会生活を営むための支援は，全ての国民が，障害の有無にかかわらず，等しく基本的人権を享有するかけがえのない個人として尊重されるものであるとの理念にのっとり，全ての国民が，障害の有無によって分け隔てられることなく，相互に人格と個性を尊重し合いながら共生する社会を実現するため，全ての障害者及び障害児が可能な限りその身近な場所において必要な日常生活又は社会生活を営むための支援を受けられることにより社会参加の機会が確保されること及びどこで誰と生活するかについての選択の機会が確保され，地域社会において他の人々と共生することを妨げられないこと並びに障害者及び障害児にと

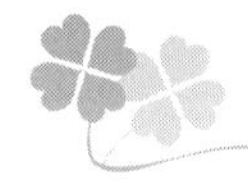

って日常生活又は社会生活を営む上で障壁となるような社会における事物，制度，慣行，観念その他一切のものの除去に資することを旨として，総合的かつ計画的に行わなければならない」（1条2）と規定している。

つまり，障害を持つ人も持たない人も，障害の有無にかかわらず住み慣れた地域で共に生活していけるように総合的な支援を計画的に行うことを定めた法律である。

精神保健福祉法で規定された障害者福祉サービスを3障害（身体，知的，精神）で一元化して，通院医療費公費負担制度も自立支援医療の施策として規定されるなど，地域精神保健福祉の諸施策や精神障害者の社会復帰施設も障害者自立支援法を経て障害者総合支援法に移行されている。本法は2016年5月に改正され，2018年4月に新たなサービスを加えて施行されている。

6．発達障害者支援法

発達障害者支援法は2004年に制定され2005年に施行された法律で，発達障害者に対する援助等について定めた法律であり，この法律により知的障害以外の発達障害者にも広く必要な支援を実施することが可能になった。本法の1条で発達障害者の自立及び社会参加が障害の有無によって分け隔てられることなく，相互に人格と個性を尊重し合いながら共生する社会の実現に資することを目的とすると規定している。また「発達障害」とは，自閉症，アスペルガー症候群その他の広汎性発達障害，学習障害，注意欠陥多動性障害その他これに類する脳機能の障害であってその症状が通常低年齢において発現するものとして政令で定めるものをいう（2条）。そして，早期に支援を行うことで発達障害者の心理機能の適正な発達及び円滑な社会生活を促進するための国及び地方公共団体の責務を明らかにしている（3条）。4条では発達障害者の社会経済活動への参加に協力する国民の努力義務が述べられている。2016年の改定では，国及び都道府県による就労定着の支援，教育現場における個別支援・指導計画の作成・推進，支援センターの増設，都道府県及び政令市に関係機関協議会の設置等を新たに規定した。

Ⅳ　地域保健・精神保健活動の現状と公認心理師への期待

精神保健福祉センター・保健所・市町村保健センターでは，Ⅱ節4．に示したようにさまざまな専門職が多職種協働での支援活動を展開しており，心理専門職を精神保健福祉相談員や心理相談専門職として配置しているが，採用人数が少な

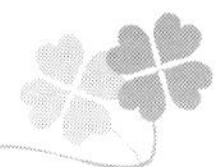

いことも原因してか他職種との連携は十分と言いがたい。地域保健活動は，疾患予防や地域づくりの取り組みから早期発見，早期治療への関わり，そして直接的な治療や支援に至るまでさまざまな段階があり，それら多くの専門職種の協働によって担っている。今後，公認心理師がこの領域の支援者として活動する場合，地域全体をひとつの支援システムと考えてアプローチしてゆく「地域包括支援システム」の考えに沿って，各段階におけるサービスの課題を把握し，多機関連携および多職種協働を効率的，機能的に支援システムとして運用してゆく役割を担わねばならない。そのためには公認心理師の専門性を正確に理解してもらえるようにわかりやすく説明できることが必要である。そして広がり続ける地域保健サービスの業務や活動の現状を正確に理解し，関連する法律との関係を正しく把握し，協働して活動することが期待されている。

また，日本の精神科医療はいまだに入院治療中心の時代が続いている。現在も精神科入院患者数は 30 万人を超えており，精神保健福祉法が施行されて 20 年以上になるがその期間に入院患者数が 5 万人も減っていない現状は，精神科医療の対象に発達障害や高次脳機能障害，認知障害などが含まれるようになったとはいえ，欧米に比較して社会復帰施策の遅れを顕著に物語っている。そうした地域移行への遅れを打開してゆくためには，対象者を含めた治療や支援そしてリハビリテーションや予防といった地域保健福祉サービスのシステム作りと実践が喫緊の課題である。また，地域精神保健福祉サービスは精神科医療領域から精神，知的，身体の 3 障害を対象とした地域福祉を含めた領域へ，そして地域全体の精神保健の維持向上までを目的とするようになってきており，さまざまな関係機関との連携支援システムが求められている。

V　地域保健活動における公認心理師としての課題

公認心理師には精神保健を含めた地域保健における保健・教育事業，啓蒙活動，予防・治療・リハビリテーション対策の活動における他職種・他機関との橋渡し業務（リエゾン）や多職種との協働（コラボレート）・連携（リレーション）という重要な役割をチームの一員として担うことが要請されている。

公認心理師は，地域保健活動という障害を持つ人も持たない人も共生・協働する地域の在り方を実践してゆく包摂的な活動を推進するために，ローカルファシリテーターとしてのニーズに応えるために以下の課題に積極的に取り組まねばならない。

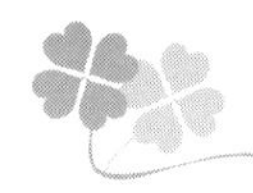

1）公認心理師から他の専門職種あるいは相談者やその関係者への説明や報告に際しては，心理学の専門用語でなく日常語に置き換えた理解しやすい言葉で伝えたり，記録したりするコミュニケーションスキルが求められる。
2）また逆に他の専門職種や専門領域に対しては，日進月歩する地域精神保健や母子保健の知識，専門用語や医学知識あるいは関係法規を絶えず体系的に習得し理解を深めておくことが求められる。
3）支援においては公認心理師として生物，心理，社会的側面のいずれの視点からもアプローチできる専門知識・技能が求められる。
4）相談者を中心としたアドヒアランスに基づく支援システムを実践・展開するためには，公認心理師の業務や活動役割の明確化と専門職としての技能に加えて，専門性の背景となる幅広い人文学的，社会学的知見と常識的な市民感覚，地域住民としての豊かな経験を持つことが重要である。
5）保健分野では多職種連携と地域連携は特に重要な役割であるため，利用者の主体性や権利を擁護し，かつ守秘義務をチームとして守りながら，多職種協働で支援する業務や活動を担う必要がある。
6）多職種現場における時代の要請が心理職の役割変化を求めている。例えば母子保健や精神保健事業でのスクリーニングや個別相談中心の心理技術職から，子育て支援や退院促進をも含んだ訪問指導やアウトリーチ活動への変化が求められており，公認心理師へのニーズが高まる現場の要請に応え得る多機関連携や多職種協働活動に積極的関わりが求められる。
7）治療より相談・支援が主体となるために，専門職としてスペシャリストの技能に加えて，相談者と多くの時間を共有するジェネラリストとしての幅広い知識や経験あるいは常識を基礎とする人間力も求められる。
8）そのためには自然科学に基づくエビデンス・ベースド・メディスン（EBM）と，それを補完する人間科学に基づくナラティブ・ベースド・メディスン（NBM）の両面からアプローチする技能が求められる。
9）公認心理師は個室での対人アプローチにおけるヘッドワークに加えて，多機関による緊密なネットワーク，多職種協働での強力なチームワーク，そしてそれを実現させるための軽快なフットワークを必要とする職種である。

◆学習チェック表

□　保健活動における心理学的視点を理解した。

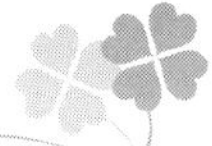

- □ 地域保健機関などの社会資源を理解した。
- □ 多職種協働における心理職の役割を理解した。
- □ 保健活動現場での心理職の課題を理解した。
- □ 保健領域に必要な関係行政法を理解した。

より深めるための推薦図書

山崎久美子・津田彰・島井哲志編著（2016）保健医療・福祉領域で働く心理職のための法律と倫理．ナカニシヤ出版．

宮脇稔編著（2012）精神科リハビリテーションの流儀．文光堂．

日本臨床心理学会編（2009）地域臨床心理学．中央法規．

宮脇稔ほか編著（2018）健康・医療心理学．医歯薬出版．

文　献

子安増生・丹野義彦編（2018）公認心理師エッセンシャルズ．有斐閣．

日本臨床心理学会編（2009）地域臨床心理学．中央法規．

野島一彦編（2017）公認心理師入門．日本評論社．

山崎久美子・津田彰・島井哲志編著（2016）保健医療・福祉領域で働く心理職のための法律と倫理．ナカニシヤ出版．

第13章

健康支援活動
とくにニコチン依存症治療における心理学的支援

山田冨美雄

Keywords　ニコチン依存（症），禁煙外来，TTM（Trans Theoretical Model），間接喫煙，セルフエフィカシー，意思決定，メリット感，デメリット感

Ⅰ　はじめに（なぜ，公認心理師が禁煙支援か？）

本章では，喫煙行動をニコチン依存症とみなし，その予防法と治療法について，公認心理師が実践するための基本的な考え方と方法について解説する。

公認心理師は，公認心理師法１条に定めるように，「心の健康」への心理学的支援の担い手である。喫煙は心臓循環器系の疾患や，がんなどの身体疾患のリスク要因である。また同時に，健康被害を避けるために禁煙したくても，どうしてもできないニコチン依存症という精神疾患でもある。したがって，心理学をベースとした禁煙支援法はまさに心の健康を支援することに他ならない。

公認心理師にとって，禁煙支援は有力な保健医療領域における重要な分野であり，今後も実証的な支援研究が盛んになる。禁煙外来では医師や看護師，保健指導では保健師や栄養士，養護教諭など他職種との協働が必須であることからも，最新知識を常に入手する気概が必要となるだろう。さらに，ギャンブルやゲームなどの依存症治療や予防のモデルとしても適用可能なところがあると期待される。

Ⅱ　喫煙による健康被害

喫煙による健康被害は大きい。これまでの大量に蓄積された疫学資料から，がん，虚血性心疾患，脳血管疾患，糖尿病，妊婦の早産・死産・流産の危険性の増加，子どもの成長，アレルギー，湿疹，アトピー，花粉症など多種にわたる身体的健康への影響が明らかにされている。禁煙による健康増進効果は高く，また治療にかかる医療費削減効果も期待されることから，生活習慣の改善の一貫として

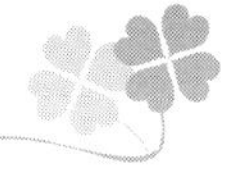

禁煙行動の形成は健康心理学にとって現在最重要の課題である。

日本では WHO の掲げる禁煙への取り組みに従い，健康増進法（2003 年）25 条で多くの人が集まる公共の場での受動喫煙防止のための施設内規制，分煙設備づくりが施設管理者に求められた。同法の 2019 年改正では，飲食店内の間接喫煙防止（制限付き）が義務づけられ，2020 年 4 月より実施された。

こうした社会の要請に応えるべく，健康づくりに貢献することを目的とする健康・医療心理学は，禁煙を主導する医療団体と協働して，禁煙社会実現のために積極的・具体的活動を行っている。

タバコの煙に含まれる化学物質中，ニコチン，一酸化炭素，タールなどが，これら身体的健康被害の主因であり，健康教育としての禁煙教育では，その有害性について正しい知識を分かりやすく提供する。喫煙習慣が定着した人については，禁煙の重要性を認識させ，禁煙を決断・実行へと導く。ところがタバコ常習者にとって禁煙は苦痛で（ストレス），麻薬ほどではないにしても禁断症状は強いので，禁煙を継続しにくい。

ニコチンによる依存症の治療では，薬物療法が中心だが，併せて健康心理学的支援が効果的である。見事禁煙に成功した症例の多くは他の禁煙希望者の支援を手伝い，無煙社会作りに貢献することで自己効力感を高めている。

III　禁煙教育

禁煙教育とは，まだ喫煙習慣を持たない人々を対象とした健康教育であり，予防医学では一次予防に属す。

禁煙教育では，まず喫煙による健康被害について，科学的に解説し，健康を阻害する喫煙行動に至らないよう受講者に適切な情報を提供する。

1．タバコ中の有害物質を教える

紙巻きタバコの煙の中には約 4,000 種の化学物質が含まれ，そのうち 400 種の有毒物質が同定されている。中でも，ニコチン，一酸化炭素およびタールの 3 要素については，その人体に有害となる生理・病理学的機序は明らかなので，その詳細を伝える。

①直接喫煙による健康被害

1）ニコチン

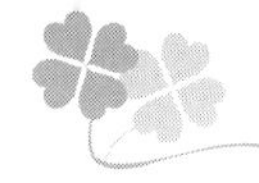

ニコチンの構造式は $C_{10}H_{14}N_2$ であり，「毒物及び劇物取締法」で指定される毒物である。ニコチン摂取による急性の生理作用は，嘔吐，末梢血管収縮，血圧上昇，心収縮力増加などである。中枢神経への影響としては，高い覚醒状態を導き（vigilance），眠気を抑え，仕事パフォーマンスを向上させる。気分もニコチン摂取直後は快となる。

ニコチンによって中毒症状を発生する量は 1 ～ 4 mg/kg，致死量は 30 ～ 60 mg/kg であることが知られ，紙巻きタバコ 1 本につきニコチンは 10 ～ 20 mg 含まれるので，タバコ 2 本を水に溶かせて飲用すれば致死量に達する。

通常の喫煙は，タバコを燃やして出る煙を，吸い込むことによって，燃焼煙中のニコチンを肺胞から血中に吸収されることによる。血中のニコチンは代謝され，コチニン（$C_{10}H_{12}N_{20}$）などの代謝産物に変わって血中を漂い，およそ半日で血中ニコチン濃度は半減する。血中濃度がある一定水準を割ると，ニコチン離断症状があらわれ，ニコチン渇望感，摂取欲求が高まる。

なおニコチンそのものに発がん性はないが，血管の老化を早める。

2）一酸化炭素

タバコの煙には，環境衛生基準許容量の 2,000 倍に達する一酸化炭素（CO）が含まれる。CO は酸素の 200 倍強くヘモグロビンと結びつくので，血中ヘモグロビンが酸素と結合するのを阻害する。その結果，酸素欠乏状態が継続して息切れ症状が現れる。また赤血球数が増え，動脈硬化の発症リスクが高まる。

3）タール

タバコの煙には，有機物が熱分解することによって得られる粘着性の高い褐色の油状液体 タール（tar）が多く含まれる。タールは喫煙者の歯にこびりつき「ヤニ」となるばかりか，タール中に多くの毒性をもつ化学物質が溶け込み，ヤニはそれ自体が発がん性をもつ。アメリカ環境保護局によると，タールはグループA発がん物質に分類され，ヒトにがんを起こすことが十分証明されたものと理解されている。

なおアイコス（フィリップ・モリス）やグロー（ブリティッシュ・アメリカン・タバコ），プルーム・テック（日本たばこ産業）などの加熱式電子タバコにも，紙巻きタバコ同様の有害物質が含まれていることがわかっている（Li et al., 2019）。

②間接喫煙による健康被害

本人が喫煙者ではないのに，他者の喫煙によって間接的に喫煙したこととなり，健康被害を受けることを二次喫煙（second hand smoking）という。また，喫煙

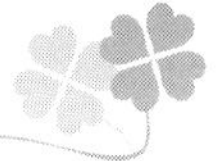

表1　副流煙中の有害物質の量を主流煙に対する比で示す（米国健康教育福祉省ほか）

物質名	性質	副流煙の含有量
ニコチン	血管の老化を早める	2.8倍
一酸化炭素	酸素の運搬を妨げる	4.7倍
ナフチルアミン	膀胱発がん物質	39.0倍
カドミウム	発がん物質・肺気腫	3.6倍
ベンツピレン	発がん物質	3.9倍
ニトロソアミン	強力な発がん物質	52.0倍
窒素酸化物（NOX）毒性	毒性	3.6倍
アンモニア	粘膜刺激・毒性	46.0倍
ホルムアルデヒド	粘膜刺激・せん毛障害・咳反射	50.0倍

者による喫煙行動の結果，壁や衣服に有毒物質が残留し，これに起因する小児等への健康被害は三次喫煙（third hand smoking）と呼ぶ。

1）二次喫煙

タバコの煙中には，刺激性の強いアンモニアやN-ニトロソアミン，カルボニル，ホルムアルデヒドなどの発がん物質が多種含まれる。喫煙者はフィルター越しに主流煙を吸い込むので，これらの有毒成分は減じられる。ところが，表1に示すように，タバコが燃えて空気中に出る燃焼煙（副流煙）中の有毒物質の含有量が3～50倍と多い。中でもニトロソアミンは52倍，ホルムアルデヒドは50倍，アンモニア46倍，ナフチルアミン39倍と特に多いので，間接喫煙による非喫煙者への健康被害が注目される。

2）三次喫煙

喫煙時の呼気中には，ニコチン等の物質が含まれているが，それが衣服や室内の壁紙やカーテンなどに付着し，本人が立ち去った後にもこれらの物質が空気中に浮遊し，第三者に影響を与える。これは三次喫煙と呼ばれ，健康被害のリスクを高める。

2．心身の健康被害を教える

①ニコチン依存症

血中のニコチンは，血液－脳関門を通過して脳内に入り，腹側被蓋から側坐核を経てドーパミンを放出し，前頭前野の報酬系に作用して喫煙行動を強化し，依存状態を形成する。依存の強さ（依存性）は麻薬や覚醒剤並みで，禁煙後数時間

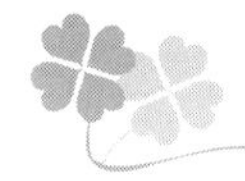

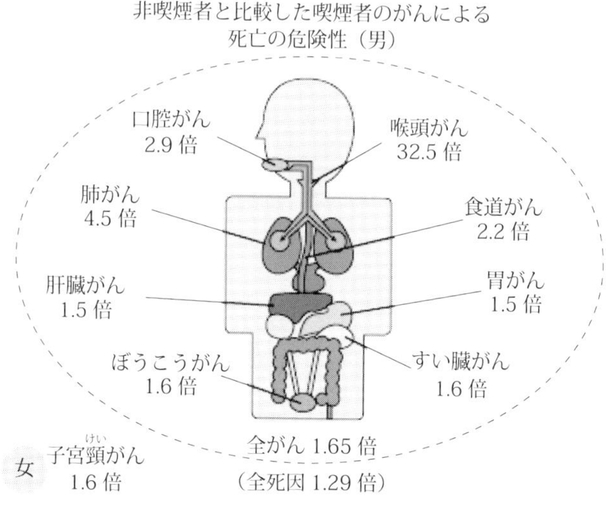

図1　非喫煙者と比較したがんによる死亡率の相対リスク（男性）
（出典／平山雄，計画調査（1966 年～ 1982 年））

で渇望感と，心身両面にニコチン離脱症状が現れる。①怒りっぽく短気となり，②不安や神経質，③うつ気分や悲しみ，④熱望，⑤集中困難，⑥苛立ち，⑦落ち着きのなさ，⑧空腹感・体重増加，および⑨睡眠障害など多様な症状が認められる（Hughes et al., 1991）

②心疾患

ニコチンによる末梢血管の収縮は，血管の老化を早める。主流煙中の一酸化炭素（CO）は血中で酸素の運搬を妨げ，心疾患や脳血管疾患の危険因子となる。疫学調査から一日 1 箱の喫煙者は非喫煙者の 1.7 ～ 2.4 倍も虚血性心疾患に罹りやすい。男性喫煙者の心疾患死亡率は 1 日 20 本未満の喫煙者では非喫煙者の 4.2 倍，20 本以上喫煙者では 7.7 倍と高い。

③がん

喫煙男性の臓器別がん死亡率を，非喫煙男性に対する比（相対リスク）で示すと，全がん 1.65 倍，肺がん 4.5 倍，喉頭がん 32.5 倍と，喫煙者は高い発がんリスクを負う。女性喫煙者の子宮頸がんによる死亡リスクは 1.6 倍である。夫が喫煙者である非喫煙妻の肺がんによる死亡率は，夫が非喫煙者の妻の 1.2 倍高い（Hirayama, 1981；図 1 ）。

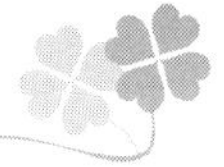

④ COPD

男性死因の 10 位に位置する慢性閉塞性肺疾患（COPD）は，粉塵等によって肺胞が変性して呼吸器機能が低下する疾患で高齢者に多い。喫煙者の COPD による死亡率は非喫煙者の 1.29 倍ある。大気中の微少粉塵（PM 2.5）による健康被害が問題になっているが，タバコの煙中の PM 2.5 も知られている。

Ⅳ　禁煙治療

タバコによる健康被害を避けるため，禁煙（smoking cessation）が推奨されている。喫煙の健康リスクについて理解するものの禁煙できず喫煙を継続する者は，「ニコチン依存症」という精神疾患とみなされている。

1．薬物療法

2006 年に禁煙補助薬として認められたバレニクリン（Varenicline；製品名チャンピックス）は，脳内ニコチン受容体に選択的に作用し，喫煙と同様に脳内ドーパミン系を作動するので，喫煙行動を抑制する。この薬物による禁煙治療法が確立し，今では禁煙外来として保険診療によって治療が受けられる。

バレニクリンには，意識低下・消失などの意識障害，自殺念慮，奇異行為などの副作用が知られ，米国食品医薬品局（FDA）は，バレニクリンには他害行為リスクがあること，心臓循環器系疾患にある種の副作用リスクを増大することも指摘しているので，使用には医師による薬剤管理・指導が必要とされる。

禁煙外来での保険診療が可能な対象者は，①ニコチン依存症と診断されていること，②常習的な喫煙者であること，③直ちに禁煙を希望していることの３条件を満たすものに限られる。

ニコチン依存症の診断には，自記式評価尺度 FTND と TDK が用いられる。

身体依存度尺度としては，表２に示す FTND が用いられる。血中ニコチン濃度の低下（ニコチン切れ）による喫煙願望の強さが評価される。６問への回答から６点以上を高依存，４～５点を中程度依存とする。

精神依存度尺度としては，表３に示す TDS が用いられる。これは ICD-10, DSM-IV の疾病分類，薬物依存の基準に準拠している。はいを１点，いいえを０点として合計５点以上がニコチン依存症と診断される。

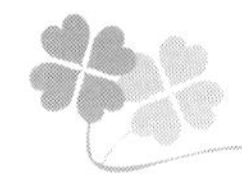

表２　ファーガストローム　ニコチン依存度指数（FTND）

１）起床後何分で最初の喫煙をしますか。 ５分以内（３），６～30分（２），31～60分（１），61分以後（０）
２）図書館・映画館など，喫煙を禁じられている場所で禁煙することが難しいですか。 はい（１），いいえ（０）
３）１日に吸うタバコの中で，どれが一番やめにくいですか。 朝起きて最初の１本（１），その他（０）
４）１日に何本吸いますか。 31本以上（３），21-30本（２），11-20本（１），10本以下（０）
５）他の時間帯より朝起きてからの数時間に，より多く喫煙しますか。 はい（１），いいえ（０）
６）ほとんど１日中，病気で寝ているような時でも喫煙しますか。 はい（１），いいえ（０）
［判定基準］合計点　依存度　低：０点～３点 依存度　中：４点～５点 依存度　高：６点以上

（Fagerstrome Test for Nicotine Dependence, Heatherton, 1991）

表３　タバコ依存症スクリーニング（TDS）

1．自分が吸うつもりよりも，ずっと多くタバコを吸ってしまうことがありましたか。
2．禁煙や本数を減らそうと試みて，できなかったことがありましたか。
3．禁煙したり本数を減らそうとしたときに，タバコが欲しくて欲しくてたまらなくなることがありましたか。
4．禁煙したり本数を減らしたときに，次のどれかがありましたか。（イライラ，神経質，落ちつかない，集中しにくい，ゆううつ，頭痛，眠気，胃のむかつき，脈が遅い，手のふるえ，食欲または体重増加）
5．4でうかがった症状を消すために，またタバコを吸い始めることがありましたか。
6．重い病気にかかったときに，タバコはよくないとわかっているのに吸うことがありましたか。
7．タバコのために自分に健康問題が起きているとわかっていても，吸うことがありましたか。
8．タバコのために自分に精神的問題が起きているとわかっていても，吸うことがありましたか。
9．自分はタバコに依存していると感じることがありましたか。
10．タバコが吸えないような仕事やつきあいを避けることが何度かありましたか。
※「はい」（１点），「いいえ」（０点）で回答を求める．「該当しない」場合（質問　4で禁煙したり本数を減らそうとしたことがない等）には０点を与える。

（川上憲人（2006）および，厚生労働省「最新たばこ情報（健康ネット）」より一部改変）

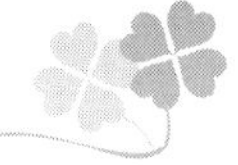

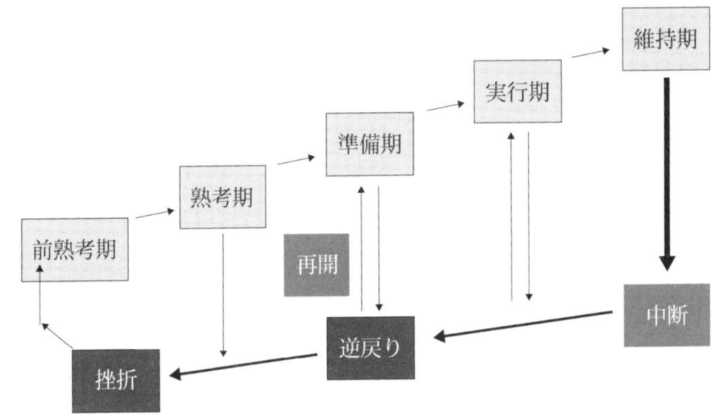

図2　TTM に基づく禁煙行動の変容過程の模式図（Prochaska & DiClemente, 1983）

2．禁煙治療の心理的サポート

薬物を使用した禁煙治療は，禁煙に伴うニコチン離脱症状を軽減させる措置を用いて，喫煙行動を消去し，禁煙行動を獲得・維持させる行動変容の心理支援である。

喫煙者に禁煙行動を形成するにあたっては，図２に示すプロチャスカのトランス・セオレティカル・モデル（TTM；trans-theoretical model）に従って最適な介入方法を選択する。TTM では，当事者がどのステージにいるかを定め，次のステージに移行するように計画する。

①前熟考期

行動変容を全く考えていない時期は前熟考期（stage of precontemplation）という。禁煙行動の変容プログラムでは，常習的な喫煙者であり，禁煙する気がまったくない段階である。喫煙による健康被害，喫煙による疾病とそれに罹患することによる二次被害等の情報を提供することで禁煙を意識しはじめる段階である。職場内禁煙化（喫煙環境の変化）を契機に，あるいは禁煙週間などのキャンペーン期間に研修会や勉強会を受講させ，喫煙による健康被害について広く理解させることが必要。

②熟考期

行動を変えようと考えている段階を熟考期（stage of contemplation）と呼ぶ。就職や結婚，出産などを契機として，喫煙者は禁煙について考えはじめる。しか

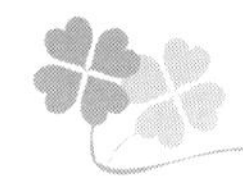

しまだ具体的な方法や成果について想像できていない段階である。禁煙を阻害する障害は何か（障害認知），禁煙による利得（メリット感）と損失（デメリット感）は何かについて熟慮中の段階である。熟考期に心理専門職がすべきことは，禁煙によるメリットとデメリットについての情報提示と，禁煙への動機づけをたかめることである。喫煙によるデメリット感がメリット感よりも強く感じられたら，次のステージである準備期への移行はスムースにいく。

③準備期

禁煙によるメリット感がデメリット感を上回れば準備期（stage of preparation）となる。具体的な禁煙治療法の説明，ニコチン離脱症状への対処法（呼吸法・リラクセーション法・運動等）の修得，および喫煙しやすい条件の探索（行動分析）を行う。表４の「喫煙メリット感−デメリット感尺度」を用いて，デメリット感が増しメリット感が低下すると，実行期への移行をすすめるとよい（山野ら，2020b）。

④実行期

禁煙行動を開始する決断ができれば，実行期（stage of action）となる。禁煙デメリット感が低下しなければ禁煙は成功しない。禁煙希望だが中々禁煙行動に移ることができないケースでは，動機づけ面接を中心としたカウンセリング技法の導入で支援し，禁煙行動に踏み切るまでサポートする。命令や，脅しによるのではなく，自分の意志で禁煙治療を実行する結論へと導く（支持的方法）。

実行期では，禁煙開始を周りの人々に告げ（禁煙宣言），禁煙開始日と禁煙完了日を決め（目標設定），禁煙にともなうニコチン離脱症状を抑える対処技法を修得する。バレニクリンを用いることはニコチン離脱症状への薬理学的対処なので，処方通りの３カ月の服薬で禁煙行動は定着する。

行動分析により患者の喫煙行動を引き起こす先行条件を特定し，その場面からの積極的回避（刺激統制）を教える。喫煙逆戻りを防ぐための自己効力感を高めるサポートも重要である。

他者から喫煙に誘われたときに，断ることができる技術の習得がこの時期に求められる。アサーション訓練や，禁煙セルフエフィカシー尺度（山野ら，2020a）を用いて，禁煙セルフエフィカシーの評価を行い，得点が上昇すれば誉める，承認するなどの強化によってポジティブに支援する。

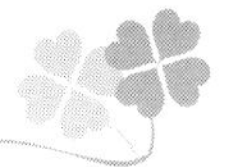

表4　喫煙メリット感－デメリット感尺度

次の文章をよみ，あなたが同意する程度を1～5（5　強くそう思う，4　思う，3　ふつう，2　思わない，1　まったく思わない）のどれかで回答してください。
1）タバコを吸うことは楽しい。
2）私がタバコを吸うと他人の健康に悪影響を与える。
3）タバコを吸っている人のかっこうが好き。
4）もし私がタバコが原因で病気になったとしたら周りの人が迷惑するだろう。
5）タバコを吸うとリラックスし，気分がよくなる。
6）喫煙をつづける私のことを，やめるだけの分別がないのだと思っている人たちがいる。
7）私がタバコを止めようとすると，イライラして周りに当たり散らすだろう。
8）タバコを吸うことは自分の健康を害する。
9）私の周りは禁煙で苦しむより気楽にタバコを吸う方が良いと思っている。
10）タバコを吸いたいと思っている自分がみっともない。
11）タバコを吸っている自分自身が好きだ。
12）タバコの副流煙は周りの人の迷惑だ。
13）タバコは集中力を高め，仕事をはかどらせる。
14）タバコに関する警告を無視することで，周りにバカにされている。
15）タバコを吸うと緊張が和らぐ。
16）身近な人たちは私の喫煙を快く思っていない。
17）タバコを吸い続けることは，私の意志だと思っている。
18）タバコに関する警告を無視している私はバカだ。
19）しばらくぶりにタバコを吸うと，とてもいい気分になる。
20）もし喫煙していなければ，私は今，もっと元気があるだろう

奇数番：喫煙メリット，偶数番：喫煙デメリットごとの合計点を求め，メリット感得点をデメリット感得点が上回れば禁煙決断の規準となる

⑤維持期

実行期が6カ月続けば維持期（stage of maintenance）となる。3カ月のバレニクリン処方による禁煙成功者の追跡調査によると，治療後6カ月の間に再喫煙を開始するなど半年後禁煙率は50%に留まる。6カ月持続したものも1年後には再喫煙するなど逆戻りする例も多い。

禁煙を継続させるために，禁煙仲間で相互に相談しあうピアサポートが著効を導く(禁煙マラソン)。禁煙開始時のニコチン離脱症状への対処技術を継続的に指

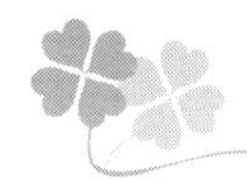

表５　禁煙セルフルエフィカシー尺度

1～6の質問に，0：まったくできない，1：あまりできない，2：どちらともいえない，3：どちらかと言うとできる，4：完全にできる，のうち該当する番号に○をつけてください。					
	まったくできない				完全にできる
1. 気分が落ち着かないときタバコを吸わずにいられますか。	0	1	2	3	4
2. 怒りの感情がおさえられないときタバコを吸わずにいられますか。	0	1	2	3	4
3. 喫煙可能な飲食店でタバコを吸わずにいられますか。	0	1	2	3	4
4. 悲しいときタバコを吸わずにいられますか。	0	1	2	3	4
5. 好きな銘柄のタバコを人から勧められたとき吸わずにいられますか。	0	1	2	3	4
6. 喫煙しながら会話が繰り広げられているとき吸わずにいられますか。	0	1	2	3	4
禁煙セルフエフィカシー得点：1～6の合計。得点が高いほど禁煙を継続できる					

導し，一般的なストレスマネジメント教育を継続すること，健康心理学の専門家による電話やメールを用いたサポート（禁煙サポート）により，1年後禁煙率を75％以上に高められれば成功である。

Ⅴ　その他の依存行動へのアプローチ

喫煙行動は違法行為ではない。しかし健康のリスク要因であることは事実であり，強制ではなく個人の意思によって行動修正へと導くことが求められている。これはわが国で実施された，新型コロナウィルスによる感染症予防を目的とした行動修正でも適用された。すなわち，衛生習慣，三密回避行動，リモートワーク・リモート学習への自主的修正の要請である。

一方，麻薬や覚醒剤などの違法薬物への依存行動については，刑法犯として厳しく取り締りが行われ，依存症の治療が行われる。強制入院による隔離療法に加え，退院後はピアグループへの参加による集団療法が行われている。

WHO の医学診断基準 ICD-11 では，ギャンブルやゲームなどの依存も精神疾患に分類がなされ治療の対象に組み入れられ，各種の支援法が試みられはじめたばかりである。

こうした依存症の治療のための心理学的支援法はまだ確立されたとはいえない。禁煙治療の方法にならって，各種依存の査定法を確立し，それに効果的な治

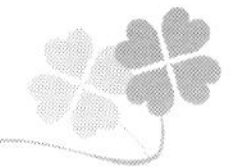

療法の確定作業を地道にすすめることが必要であろう。

◆学習チェック表

- □ 喫煙による健康への影響について，疫学調査からの知識を得られた。
- □ 喫煙行動を，禁煙行動に変容させるための TTM について理解できた。
- □ 禁煙外来でなされる治療プロセスが理解できた。
- □ 禁煙の心理学的支援に必要なアセスメントについて理解できた。
- □ 禁煙の心理学的支援技法が理解できた。

より深めるための推薦図書

日本禁煙学会編（2015）禁煙学，改訂３版．南山堂．

日本禁煙科学会編（2007）禁煙科学．文光堂．

羽島健司編（2017）臨床健康心理学．ナカニシヤ出版．（特に禁煙については，山野洋一・高橋裕子・山田冨美雄：喫煙者への健康心理学的援助の実際（６章）．pp.92-109. を参照されたい）

山田冨美雄・高橋裕子編（2016）健康心理学における禁煙研究の意義．健康心理学研究，28 (Special Issue); 101-156.（https://www.jstage.jst.go.jp/browse/jahp/28/Special_issue/_contents/-char/ja）

文　献

Heatherton, T. F., Kozlowski, L. T., Frecker, R. C., & Fagerstrom, K. O.（1991）The Fagerstrom Test for nicotine dependence: A revision of the Fagerstrom Tolerance Questionnaire. *British Journal of Addiction*, 86 (9); 1119-1127.

Hirayama, T.（1981）Non-smoking wives of heavy smokers have a higher risk of lung cancer: A study from Japan. *British Medical Journal (Clinical Research Edition)*, 17; 282 (6259), 183-185.

Hughes, J. R., Gust, S. W., Skoog, K., Keenan, R. M., Fenwick, J. W.（1991）Symptoms of Tobacco Withdrawal. *Archives of General Psychiatry*, 48; 52-59.

川上憲人（2006）TDS スコア．治療，88 (10); 2491-2497.

Li, X., Luo, Y., Jiang, X., Zhang, H., Zhu, F., Hu, S., Hou, H., Hu, Q., & Pang, Y.（2019）Chemical analysis and simulated pyrolysis of tobacco heating system 2.2 compared to conventional cigarette. *Nicotine & Tobacco Research*, 21 (1); 111-118.

Prochaska, J. O. & DiClemente, C.（1983）Stages and processes of self-change of smoking — Toward an integrative model of change. *Journal of Consulting and Clinical Psychology*, 51 (3); 390-395.

山野洋一・濵田咲子・岩原昭彦・野々口陽子・大野太郎・島井哲志・山田冨美雄（2020a）日本語版禁煙自己効力感尺度の作成―Smoking Abstinence Self-efficacy Questionnaire の日本語版作成とその信頼性と妥当性の検討．禁煙科学，14 (6); 1-11.

山野洋一・島井哲志・大野太郎・山田冨美雄（2020b）日本語版喫煙意志決定バランス尺度の作成：The Decisional Balance Scale の日本語版の作成とその信頼性と妥当性の検討．禁煙科学，14 (3); 1-11.

第14章

自殺対策

田中江里子・坂本真士

Keywords　自殺死亡率（自殺率），年齢調整死亡率，自殺対策基本法，インターネット自殺，過労自殺

I　自殺の現状

1．自殺とは

自殺は深刻な問題である。世界保健機関（WHO, 2018）によれば年間80万人近くが自殺で死亡するという。日本の年間自殺者数は2003年の32,109人をピークに近年減少傾向にあり，2017年は20,465人，自殺死亡率（以下，自殺率[注1]）は2003年は25.5，2017年は16.4である（厚生労働省，2018）。諸外国と比べると高い方で（後述），切腹などの歴史的文化的要因と関連づけて説明されることもあった。また，近年まで自殺を社会的タブーと位置づけ，全国的な自殺対策をほとんど行ってこなかったことも日本の自殺率が高い原因のひとつだろう。しかし平成18（2006）年には，自殺対策基本法が成立し，自殺対策に官民挙げて取り組むことが明記され，さまざまなコミュニティで自殺対策が進められるようになってきた。心の問題を扱う公認心理師にとっても，自殺について知り自殺対策に積極的に関わることは，大きな責務と言ってよいだろう。本章では，自殺の現状を示したのち，自殺対策基本法と施策について簡単に説明し，自殺対策のいくつかの例を紹介する。

2．日本の自殺者数の特徴

①自殺の統計

自殺に関しては厚生労働省の「人口動態統計」と，警察庁の自殺統計原票を集

注1）自殺死亡率（自殺率）：人口10万人あたりの自殺者数。

計した「自殺統計」の２つの統計がある。

人が死亡すると，医師が死亡を確認し，死亡診断書または死体検案書を作成する。自殺の場合，自殺の手段および状況，場所が記載される。この記載情報をもとに集計されたものが，厚生労働省の「人口動態統計」である。人口動態統計をとる目的は，日本の人口と厚生労働行政施策の基礎資料を得ることなので，統計の対象は日本における日本人で，当人の住所地をもとに死亡時点で計上される。なお医師は，事故，自殺，他殺などの外因による死亡や，死因が明らかでない死亡の場合，警察に届け出る。

警察は身元の確認，死因の調査，犯罪性の有無などの確認を行う。捜査等により自殺と判断された場合は，自殺統計原票を作成する。これには職業や推定される自殺の原因・動機などが含まれ，自殺死体の発見地をもとに発見時点で計上される。警察は国籍によらず自殺の事案に対応するので，対象は日本における外国人も含んだ日本の総人口である。自殺統計原票を集計したものが，警察庁の「自殺統計」である。したがって，厚生労働省の「人口動態統計」に基づく自殺者数と，警察庁の「自殺統計」に基づく自殺者数は異なる。

②現代日本の自殺の特徴

まず「人口動態統計」から男女別の自殺者数を見ると（図１），戦後，自殺者数が増加した時期が３回ある。最初は，1958年の23,641人をピークとする時期（自殺率25.7で最高値），２回目は1986年の25,667人（自殺率21.2）をピークとする時期，３回目は1998年に急増し2003年の32,109人（自殺率25.5）をピークとする時期である。この３回目の増加時期は年間自殺者数が３万人前後という状況が10年以上続いたが，近年減少し始め，2017年には20,465人（自殺率16.4）となった。一貫して女性よりも男性の自殺者数の方が多いが，３回目の増加時期以降は特に，男性は女性の2.5倍も多く自殺している。このような自殺者数の変動にはさまざまな要因が関わっていると考えられている。たとえば，戦争体験や，戦前戦後の価値観の急激な転換による混乱，不況や失業といった社会経済的困窮と救済策の欠如，などである。

その他の主な特徴については表１にまとめた。なお，日本における自殺の最新の状況については，厚生労働省が「自殺対策白書」として毎年６月頃に公表している。人口動態統計（確定数）は毎年，調査年の翌年９月に公表し（厚生労働省，2018），自殺統計は毎年，調査年の翌年３月に公表している（厚生労働省社会・援護局総務課自殺対策推進室ほか，2019）。

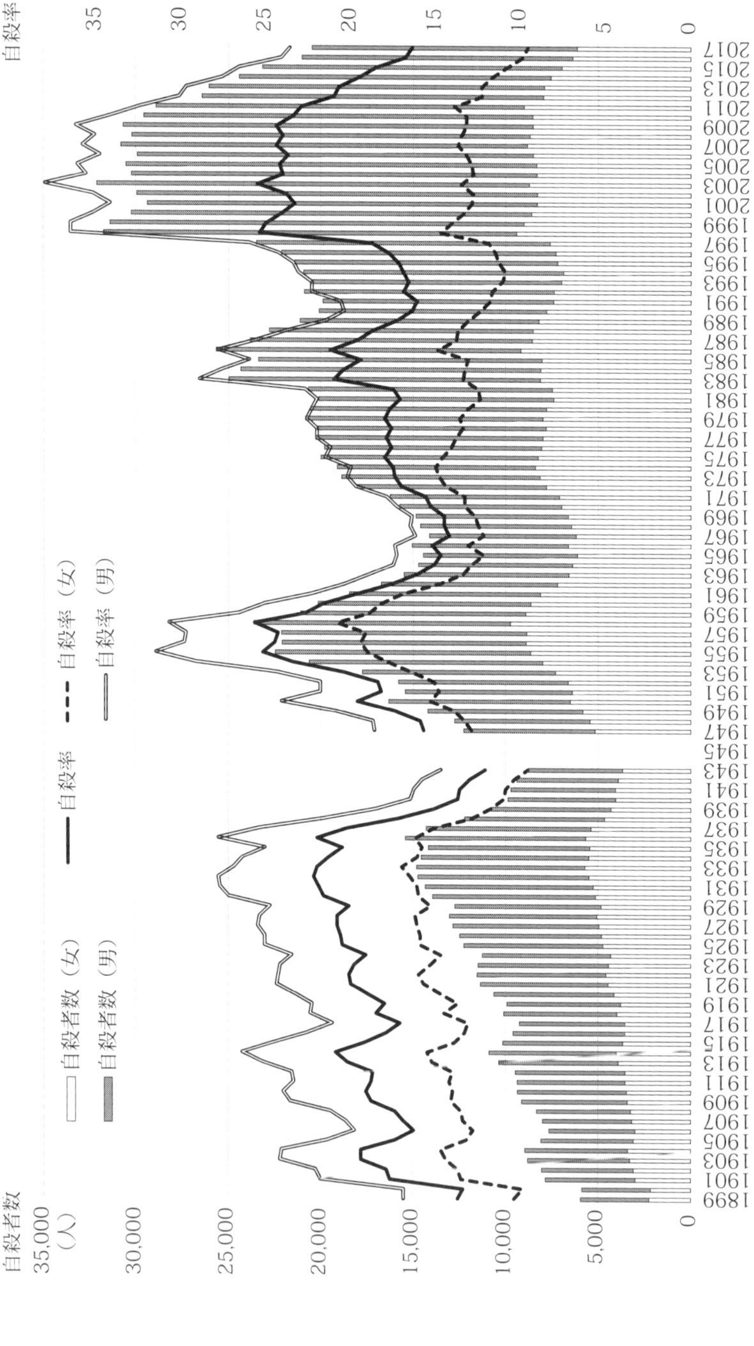

図１　男女別自殺者数・自殺死亡率の推移

注：厚生労働省「人口動態統計」より。1944 年～ 1946 年は資料不備のため省略

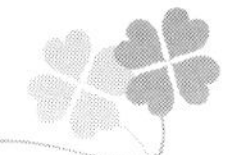

表 1　日本の自殺者数の主な特徴

	特徴	参考
年齢	①戦後 3 回あった増加時期について，1958 年をピークとする時期では，男性 15 ～ 34 歳と女性 15 ～ 34 歳の年齢階級が増加。 1986 年をピークとする時期と 2003 年をピークとする時期では，ともに男性 45 ～ 64 歳が増加。 ②近年はほぼすべての年齢階級において減少傾向にある。2016 年は，男性 45 ～ 54 歳が最多で，35 ～ 44 歳と 55 ～ 64 歳も多い。女性は 75 歳～が最多で，65 ～ 74 歳と 45 ～ 54 歳も多い。 ③死因ごとにみると，2016 年は自殺が死因の第 1 位となっている年齢階級は，男性は 15 ～ 44 歳，女性は 15 ～ 29 歳。若年層では自殺が死因の 3 割前後を占める。	人口動態統計
職業	2017 年は，「自営業・家族従業者」が 7 %，「被雇用者・勤め人」が 30%，「学生・生徒等」が 4 %，「無職者」が 58%。	自殺統計
原因・動機	自殺の原因・動機はひとつではなく，複数の要因が複雑に関与していると考えられるため，自殺統計では，原因・動機を自殺者一人につき 3 つまで計上している。 2017 年は，自殺者 21,321 人のうち 15,930 人の原因・動機が特定された。 計上された原因・動機のうち，「家庭問題」が 15%，「健康問題」が 50%，「経済・生活問題」が 16%，「勤務問題」が 9 %，「男女問題」が 4 %，「学校問題」が 2 %。	自殺統計
国際比較	WHO の Global Health Observatory data にある自殺の年齢調整死亡率[注 2)] で，183 カ国中日本は 30 位（2016 年データ；WHO, 2018)。主要 7 カ国の中では日本が最も高い。（日本 14.3，アメリカ 13.7，フランス 12.1，カナダ 10.4，ドイツ 9.1，イギリス 7.6，イタリア 5.5）	WHO

日本の自殺率は諸外国と比べてまだ高い水準にあるとはいえ，近年は減少傾向にある。自殺対策基本法[注 3)] が成立し，日本の自殺対策はようやく緒に就いたのである。

注 2）年齢調整死亡率：例えば都道府県別の比較や国際比較など，年齢構成の異なる集団間で死亡率を比較できるように，年齢構成を調整した死亡率（人口 10 万対）。

注 3）自殺対策基本法：自殺の防止と，その家族の支援の充実のために制定された法律。2006 年に制定され，自殺は個人の問題ではなく，社会的な取り組みで防ぐことができるとして，国や地方公共団体には自殺対策を実施する責務があるとした。2016 年に改正され，自殺対策を「生きることの包括的支援」と位置づけ，さらなる自殺対策の推進を目指した。

II　自殺対策基本法

1．法整備まで

20 世紀まで，自殺や心中が小説や歌舞伎などで美化されつつ扱われることは多くあっても，身近な人のリアルな自殺について，公共の場で議論されることはほとんどなかった。「自殺」という言葉を使うだけで「寝た子を起こす」と思われていた。その当時から，自殺対策を担っていたのは，「いのちの電話」をはじめとする民間のボランティアであった。また数多くの自殺研究から，自殺した人は複数の問題や悩みをかかえていたこと，うつ病やそれに近い状態の人も多かったこと，未遂で助かった人でも再び自殺を企図してしまう率が高いこと，などの知見が集まった。そして自殺多発地域において，自殺をうつ病の転帰としてとらえ，うつ病対策によって自殺を減らそうとする取り組み（大山ら，2003；高橋ら，1998 等）など，各地でさまざまな対策が試みられたが，全国的な広がりには至らなかった。1998 年以降は，働き盛りの中高年世代を中心とした自殺が増えて社会問題となり，2000 年には自死遺児たちの文集『自殺って言えない』が反響を呼んだ。その後，年間自殺者３万人前後という状況が 10 年ほど続いた。

このような状況の中，地域や救急外来において，自殺企図の発生率や再発率を減少させるのに有効な自殺対策を検討するための大規模共同研究（自殺対策のための戦略研究）が行われた。また NPO 法人ライフリンクと国会議員有志が「国として自殺対策に取り組むこと」を求めたり，法制化に向けて全国で行われた署名活動では，短期間に 10 万人もの署名が集まった。2006 年６月「自殺対策基本法」が成立，同年 10 月に施行された。その後，自殺対策基本法に基づいて国が行う自殺対策の指針である「自殺総合対策大綱」が閣議決定された（2007 年６月）。

2．自殺対策基本法

初めて国を挙げて自殺対策に取り組むとした自殺対策基本法は，平成 18（2006）年６月 21 日に公布，10 月 28 日に施行され，10 年後の平成 28（2016）年４月１日に改正された。この法律では，誰も自殺に追い込まれることのない社会の実現をめざしている。自殺を「個人の問題」ではなく「社会の問題」として位置づけ，自殺対策を総合的に推進することで自殺の防止と遺族等への支援を図り，最終的には国民が健康で生きがいをもって暮らすことのできる社会の実現に

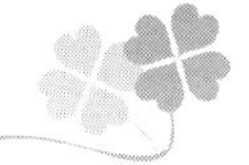

寄与することが目的である。そのため次の5つの基本理念を掲げている。

1）自殺対策は，生きることの包括的支援として実施される。
2）自殺の背景にはさまざまな社会的要因があることから，自殺対策は社会的な取り組みとして実施される。
3）自殺対策は，精神保健的観点からだけではなく，自殺の実態に即して実施される。
4）自殺の事前予防，自殺発生の危機への対応，自殺発生後または未遂後の事後対応，の各段階に応じて実施される。
5）保健，医療，福祉，教育，労働その他関連施策と連携し総合的に実施される。

この基本理念にのっとり，国や地方公共団体には自殺対策を実施する責務があり,政府は推進すべき自殺対策の指針として「自殺総合対策大綱」を定めること，自殺対策のための事業に国が交付金を交付することができる等，自殺対策の基本的事項が定められた。

3．自殺総合対策大綱

①自殺総合対策大綱（第1次，2007年6月）

自殺対策基本法を受け作成された最初の大綱では，自殺に対する基本的な認識を3つ示した。

1）多くの自殺は，個人の自由な意思や選択の結果ではなく，さまざまな悩みにより心理的に「追い込まれた末の死」である。
2）失業，倒産，多重債務，長時間労働等，悩みを引き起こすさまざまな要因に対する社会の適切な介入により，また，自殺に至る前のうつ病等の精神疾患に対する適切な治療により，多くの自殺は防ぐことができる。
3）自殺を考えている人は，悩みを抱え込みながらもサインを発している。

そして自殺対策の方針としては，社会的要因も踏まえ総合的に自殺対策に取り組む，国民一人ひとりが自殺予防の主役となるよう取り組む，自殺の事前予防・危機介入に加え未遂者や遺族等への事後対応に取り組む，自殺を考えている人を関係者が連携して包括的に支える，などと示した。また青少年，中高年，高齢者と世代別に自殺対策の方向を示し，自殺の実態解明，啓発，人材養成，心の健康づくり，精神科医療体制の充実などに関する施策を設定した。数値目標も定め，2016年までに自殺率を2005年よりも20%以上減少させるとした。

②対策の強化と見直し

その後も自殺者が年間３万人を超える状況が続き，対策の強化と見直しが行われた。ウェブサイト上の製造方法を見て行われた硫化水素自殺が群発したために，インターネット上の自殺[注4)]関連情報への対策がとられることになった。ほかにも３月を自殺対策強化月間と定め，中高年男性の不眠をターゲットに「お父さん，眠れてる？」と呼びかけた広報啓発活動，ハローワークでの心の健康相談なども行われた。

③自殺総合対策大綱（第２次，2012 年８月）

大綱はおおむね５年ごとに見直される。新たな大綱は「誰も自殺に追い込まれることのない社会の実現を目指して」と副題をつけ，達成目的をさらに明確に示した。これまでの取り組みを総括した上で，現場の声も反映し，今後は地域レベルの実践的な取り組みを中心とする自殺対策への転換を図る必要があるとした。ハイリスク者を適切な相談機関へつなぐ役割を担う「ゲートキーパー」の養成の促進や，東日本大震災を受けて大規模災害における被災者のこころのケアや生活再建等の推進などの施策が追加された。

④自殺総合対策大綱（第３次，2017 年７月）

自殺対策基本法改定後に作成された第３次大綱では，基本理念として，自殺対策は社会における「生きることの阻害要因（自殺のリスク要因）」を減らし，「生きることの促進要因（自殺に対する保護要因）」を増やすことを通じて，社会全体の自殺リスクを低下させる方向で推進するとした。この阻害要因としては過労，生活困窮，育児や介護疲れ，いじめや孤立等が，促進要因としては自己肯定感，信頼できる人間関係，危機回避能力等が，それぞれ挙げられている。そして自治体ごとに地域自殺対策計画を策定する，子どもに SOS の出し方に関する教育を行う，長時間労働の是正，ストレスチェック制度の徹底，等の対策が追加された。

注４）インターネット自殺：インターネット上の掲示板などで，仲間を募って一緒に自殺すること。一種の集団自殺。ネット自殺，ネット心中とも。自殺の具体的な方法などを載せた「自殺系サイト」が多く社会問題となったが，近年は「自殺予防のサイト」も増え，自殺の方法について検索すると予防サイトがトップに表示されるようになっている。インターネット上に自殺の予告や，一緒に自殺しようと誘ったり自殺を手伝うと申し出たりする書き込みを見つけた場合は，インターネット・ホットラインセンターや警察が通報を受け付けている。インターネット・ホットラインセンターはサイト管理者等にその情報の削除を依頼する。緊急を要する場合には警察がプロバイダ業者に発信者情報の開示を求めるなどして，自殺防止の措置を講じる。

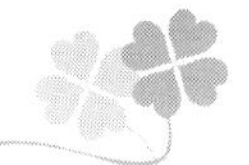

これまでの取り組みにより，第 1 次大綱で設定した数値目標を上回る成果が得られた（2015 年の自殺率は，2005 年の 24.2 より 23.6％減の 18.5 であった）。しかし自殺者数は未だ年間 2 万人を超え，自殺率も主要 7 カ国の中では最も高い（表 1）。そこで，自殺率を先進諸国の現在の水準まで減少させることを目指し，新たな数値目標を 2026 年までに 2015 年よりも 30％以上減少させると設定した。

III　自殺対策

疾病予防の分類のしかたに一次予防（発病予防），二次予防（早期発見・早期治療），三次予防（再発予防）があるが，自殺対策に関しても事前対応・危機介入・事後対応と整理できる。また自殺対策が対象とする範囲に応じて個人・地域・社会というレベルもある。自殺対策は各レベルの対策を連動させ総合的に行われることが望ましい。ここではこれまで行われてきた取り組みの一部を紹介する。

1．いのちの電話

日本で最初に本格的な自殺対策を行った機関は「いのちの電話」である。ボランティア相談員による電話相談が 1971 年に始められた。助け，慰め，励ましを求めて電話をかけてくる人と対話し，自殺防止にとどまらずあらゆる問題のカウンセリングを目指している。2017 年は 1 年間で 660, 791 件の電話相談を受けており，そのうち 73, 561 件（11.1％）が自殺傾向を有していた（日本いのちの電話連盟，2018）。

相談員は専門のトレーニングを受けており，自殺など緊急の場合には警察や消防などとも連携して迅速な処置がとられ，必要に応じて他機関も紹介する。英語など他言語での相談や，インターネット上でのメール相談なども行われている。

2．ゲートキーパー養成

自殺対策における「ゲートキーパー」とは，自殺の危険を示すサインに気づき，適切な対応（悩んでいる人に気づき，声をかけ，話を聞いて，必要な支援につなげ，見守る）を図ることができる人のことで，「命の門番」とも位置付けられる。自殺対策では，悩んでいる人に寄り添い，関わりを通して「孤立・孤独」を防ぎ，支援することが重要である。

かかりつけの医師を始め，教職員，保健師，看護師，ケアマネージャー，民生委員，児童委員，各種相談窓口担当者など，自殺の危険がある人に関わる可能性

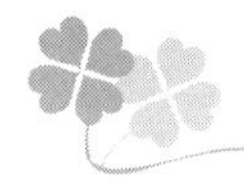

があるあらゆる分野の人材にゲートキーパーとなってもらうよう研修等が各地で行われている。

3．職　　域

①過労自殺

近年自殺者が減少傾向にあるとはいえ「被雇用者・勤め人」は自殺者のうち3割を占め（表1），また「勤務問題」が原因の一つと推定される自殺は毎年2,000件に上る。なかでも業務における強い心理的負荷を受け，うつ病などの精神障害を発症し，そのために正常な認識，行為選択能力や自殺行為を思いとどまる精神的抑制力が著しく阻害され，自殺してしまう「過労自殺[注5)]」は，過重労働による脳血管疾患・心臓疾患を原因とする死亡とともに，「過労死」として大きな社会問題となっている（厚生労働省，2018）。

業務における強い心理的負荷によって精神障害を発病したと認定されると，「業務上疾病」として労災保険が給付される。この労災認定を請求した件数と，認定された件数を図2に示す。どちらも増加傾向にあるが，労災と認定される率は低い。

事業者は，労働安全衛生法に基づき，労働者の心の健康の保持増進のための措置を講ずるよう努めることになっている。さらに2014年11月からは過労死等防止対策推進法が施行され，過労死等の調査研究と啓発，相談体制の整備や防止活動の支援を行うことが定められた。長時間労働を減らし，有給休暇取得率を上げ，メンタルヘルス対策に取り組んでいる事業場を増やすことなどを目的とした施策が行われるようになった。

②ストレスチェック制度

労働安全衛生法改正に伴い，2015年12月から50人以上の労働者を使用する事業場で「ストレスチェック」の実施が義務化された。ストレスに関する質問票

注5）過労自殺：業務における強い心理的負荷による精神障害を原因とする自殺による死亡。業務における過重な負荷による脳・心臓疾患や，業務における強い心理的負荷による精神障害を原因とする死亡や，これらの疾患（過労死等）を防ぐために，事業者は長時間労働の削減や，ワーク・ライフ・バランスのとれた働き方ができる職場環境づくり，ストレスチェックなどのメンタルヘルス対策，職場のハラスメント防止対策などに務めなければならない。また，社会人として働き始める前の段階や学生アルバイトの段階から，労働法や制度を知り自分の身を守る知識を身につけておくことも重要である。高校生や大学生を対象に，労働条件や過労死問題についての出前授業，講習なども試みられている。

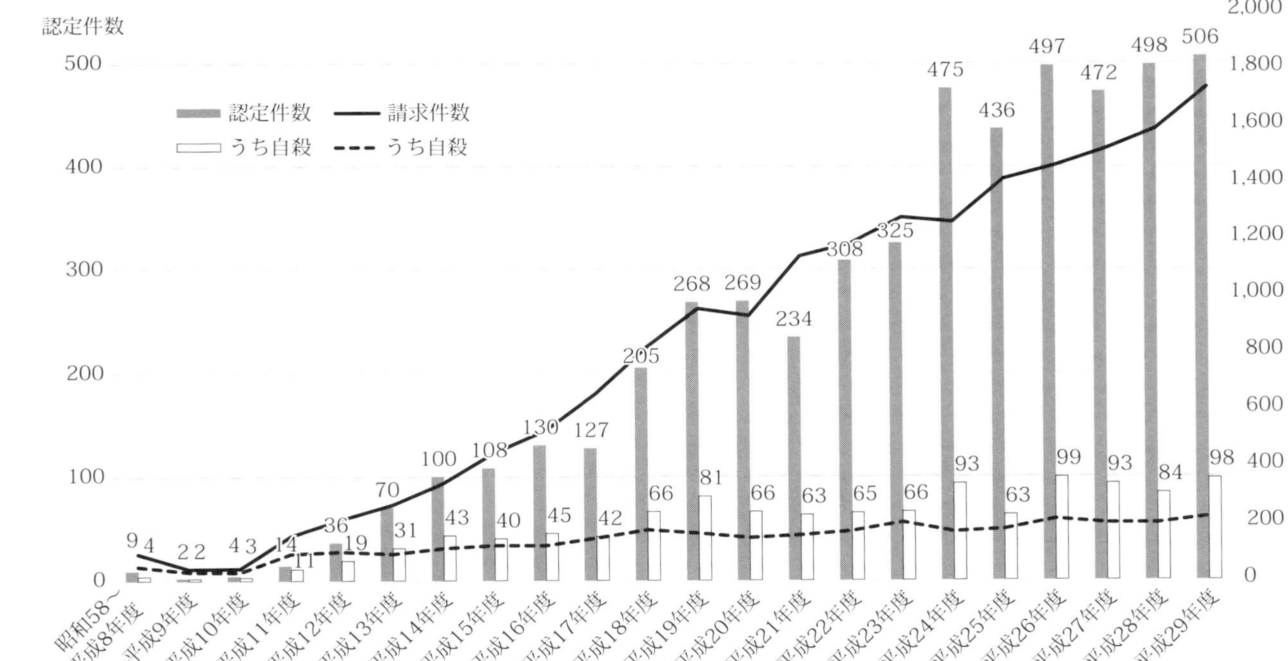

図2　精神障害による労災請求件数と認定件

注：厚生労働省「過労死等の労災補償状況」より。昭和 58 ～平成 8 年度は 14 年間の合計件数。「うち自殺」は未遂を含む。

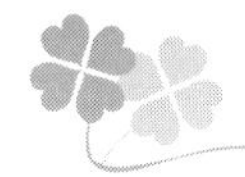

を労働者自身に記入してもらい，その結果を本人に通知する。高ストレスの場合には希望制で医師による面接指導を実施し，事業者は面接指導結果に基づいた就業上の措置を行わなければならない(義務)。また職場や部署ごとにストレス状況を分析することで，その職場に特徴的なストレス要因を明らかにし，職場環境の改善につなげる(努力義務)。この制度によりメンタルヘルスの不調を未然に防止する一次予防，不調を早期に発見し適切に対応する二次予防，不調から回復した労働者の職場復帰を図る三次予防を行う。

4．学　　校

児童生徒に関してはこれまでも命の大切さを実感することができる教育が行われてきたが，第３次の自殺総合対策大綱では子どもに「SOS の出し方に関する教育（社会において直面する可能性のあるさまざまな困難・ストレスへの対処方法を身に付けるための教育)」を行うことが追加された。これをふまえ東京都教育委員会（2018）は，都内での先行事例を参考に DVD 教材『SOS の出し方に関する教育を推進するための指導資料：自分を大切にしよう』を作成した。自分たち一人一人が大切な存在であることに気付き，危機的状況（大きなストレス）に対処するための適切な援助希求行動（身近にいる信頼できる大人に SOS を出す）を理解できるようにすることを目的として，DVD 視聴やグループワークを行う指導案となっている。友だちから発せられた SOS の受け止め方（傾聴のしかた）を学ぶことも含まれており，「自殺」に関する用語を使用せずに，「生きることの包括的な支援」として行われることで，いじめや不登校等への対策にもつながる取り組みとなっている。

Ⅳ　最後に

自殺対策に関わる従来の心理士の役割としては,「いのちの電話」における相談や学校等における危機介入が想定されており，今後もこれらの役割の重要性が変わることがない。さらに公認心理師においては，自殺対策に関連して医療領域との連携が役割として加わるだろう。たとえば，前述のストレスチェックの実施者や精神科リエゾンチームとしての心理的支援などである。いずれも自殺対策の最前線で活躍する重要な仕事であり，自殺対策に関する基礎知識を積極的に身につけてほしい。

◆学習チェック表

□　日本の自殺の現状について理解した。

□　自殺総合対策では自殺について次のように認識していることを理解した。

・自殺は，その多くが追い込まれた末の死である。

・自殺は，その多くが防ぐことができる社会的な問題である。

・自殺を考えている人は何らかのサインを発していることが多い。

□　自殺は身近な問題であり，自分が当事者にも支援者にもなり得るため，自殺対策に主体的に関わることが重要であることを理解した。

より深めるための推薦図書

川人博(2014)過労自殺 第二版．岩波新書．

厚生労働省(2018)平成30年版自殺対策白書．https://www.mhlw.go.jp/wp/hakusyo/jisatsu/18/index.html

内閣府自殺対策推進室(2013)ゲートキーパー養成研修用テキスト．http://www.mhlw.go.jp/stf/seisakunitsuite/bunya/hukushi_kaigo/shougaishahukushi/jisatsu/

高野和明（2007）幽霊人命救助隊．文春文庫．

村山由佳（2018）風は西から．幻冬舎．

文　献

厚生労働省(2018)平成30年版過労死等防止対策白書．https://www.mhlw.go.jp/wp/hakusyo/karoushi/18/index.html

厚生労働省(2018)平成30年版自殺対策白書．https://www.mhlw.go.jp/wp/hakusyo/jisatsu/18/index.html

厚生労働省（2018）平成29年（2017）人口動態統計（確定数）の概況．https://www.mhlw.go.jp/toukei/saikin/hw/jinkou/kakutei17/index.html

厚生労働省社会・援護局総務課自殺対策推進室・警察庁生活安全局生活安全企画課（2019）平成30年中における自殺の状況．http://www.npa.go.jp/safetylife/seianki/jisatsu/H30/H30_jisatunojoukyou.pdf

日本いのちの電話連盟(2018)2017年全国いのちの電話受信状況．https://www.inochinodenwa.org/data.php

大山博史・根市恵子・小泉毅（2003）高齢者自殺予防活動の事例─青森県名川町における取り組み．In：大山博史編：医療・保健・福祉の連携による高齢者自殺予防マニュアル．診断と治療社，pp.195-215.

高橋邦明・内藤明彦・森田昌宏ほか（1998）新潟県東頸城郡松之山町における老人自殺予防活動；老年期うつ病を中心に．精神神経学雑誌，100(7); 469-485.

東京都教育委員会（2018）「SOSの出し方に関する教育」を推進するための指導資料について．http://www.kyoiku.metro.tokyo.jp/school/content/sos_sign.html

World Health Organization（2018）Fact Sheets: Suicide. https://www.who.int/en/news-room/fact-sheets/detail/suicide

World Health Organization（2018）Global Health Observatory Data Repository; Suicide Rate Estimates, Age-standardized. Last updated: 2018-07-17. http://apps.who.int/gho/data/view.main.MHSUICIDEASDRv?lang=en

第15章

福祉と医療

細野正人

Keywords　精神保健福祉法，発達障害，超高齢化社会，ひきこもり，依存症，当事者主体性の原則，多職種連携，協働

Ⅰ　はじめに

人間が，人間らしく生き生きと生きていくためには，医療と福祉の充実は必要不可欠である。わが国における医療の発展は，めざましいものがある。しかし，今現在も医療は十分とは言い難い状況であり，医療のますますの発展はもちろん必要である。そして，医療の発展と共に福祉の発展も必要不可欠である。公認心理師は，医療と福祉の両面の性質を十分に熟知し，当事者の主体性を尊重しつつ，十分な知識と技量により，当事者を支援していくことが望まれる。

国連は2001年第56回総会において，「障害者の権利条約（障害者の権利と尊厳の保護及び促進に関する包括的かつ総合的な国際条約）」の制定の促進を決議した。この条約の中で近年増加の一途をたどっている障害者の人権と社会参加の促進をめざして「世界人権宣言」の理念に基づいて発表が行われた。そのことからも当事者主体の支援が必要不可欠であることが伺える。公認心理師は，心理的側面からのアプローチのみにとどまることなく，福祉と医療の両側面から，当事者の生活のための支援を考えることが望まれる。

この章では，さまざまな障害や問題を抱える当事者の視点にたち，福祉と医療の両面から支援を考えるハイブリッド型支援について学習していく。そして，医療と福祉が融合した医療福祉協働チームについても学習していく。

Ⅱ　精神保健福祉法の背景

精神科病院を始め，精神保健に関する支援の基礎となる法律は，精神保健及び

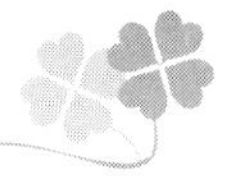

精神障害者福祉に関する法律（以下，精神保健福祉法）である。ここでは，今日の精神保健福祉法の目的と歴史について学習していく。

精神保健福祉法の目的は，精神障害当事者の社会復帰を促進させるために，自立と社会経済活動への参加のために必要な支援を行うこと，当事者の医療を充実させ，保護を行うこと，精神疾患を予防し，国民の健康向上となっている。精神保健福祉法は平成 7（1995）年に制定されたが，本法の始まりは明治 33（1900）年に制定された精神病者監護法までさかのぼる。当時，精神病院の設置は不十分であり，私宅監置が広く行われていた。諸外国と比較しても病床は少ない状態であった。昭和 25（1950）年には，精神衛生法に変わり，保健医療政策に力が入れられた。昭和 39（1964）年ライシャワー駐日大使刺傷事件が発生する。この刺傷事件を起こした人が精神疾患を患っていたことから，世論は，精神障害者は危険な存在と認知した。また，マスコミ各社もこぞってそのような報道をしたことも，そのような認識を生む要因となった。全国の精神科病院（当時は精神病院）への強制収容が行われ，社会的入院を生むことに繋がった。

昭和 40（1965）年には，精神衛生法が改正され，通院公費負担制度が新設された。昭和 62（1987）年には，精神障害者の人権保護の観点と社会復帰の促進を図る観点から，精神保健法へと改正された。平成 5（1993）年，障害者基本法の制定が行われ，これに影響を受け平成 7（1995）年に精神保健福祉法は制定された。精神保健福祉法では，法の目的においても「自立と社会参加の促進のための援助」という福祉の要素を位置づけ，従来の保健医療施策に加え，精神障害者の社会復帰等のための福祉施策の充実も法律上の位置づけが強化されることになった。

公認心理師は，精神障害者の社会復帰の支援にも携わることになる。そのため，精神保健福祉士らと連携し，協働的支援を実施していく必要がある。

III　発達障害に対する福祉と医療

発達障害者支援では，発達障害者支援法が根幹となる法律である。発達障害者支援の特性として，医療的支援だけで問題が解決しないことが多く，福祉的支援も必要である。そのため，本法が定める目的を確認したい。本法では，発達障害の早期発見，発達支援を行うことに関する国および地方公共団体の責務，発達障害者の自立および社会参加に資する支援を目的としている。以前は，発達障害者の特性を変えるようにトレーニングし，社会に適応させることを，発達障害者支

援の目的とすることが多かった。しかし，本法が制定され，発達障害の特性に対して，社会がそれに合わせるようになった。障害の社会モデルが周知されるきっかけとなった。障害の社会モデルとは，個人の障害を社会に適応させるのではなく，障害に社会が合わせるという考えである。つまり，発達障害があり，出勤困難な場合などは，出勤ができないことを否定的に評価するのではなく，どのように配慮すれば，出勤が可能になり，就労が可能になるかを社会や企業は検討し，当事者の主体性を尊重し，合理的配慮を実施することが必要になる。合理的配慮とは，過度の負担ではなく業務の本質から逸脱しない範囲で，配慮が可能な場合は，配慮を実施するということである。この合理的配慮という言葉は，障害者差別解消法（詳しくは後述する）の中で示されている。現在では，行政機関等は義務，民間機関では，努力義務となっているが，この先は民間企業も義務になることが予想される。また，努力義務ではあるが，可能な限り配慮できる場合は，配慮すべきだと考えられる。

Ⅳ　超高齢化社会に向けた福祉と医療

日本は世界でも類を見ない人口の高齢化が進んだ国である。世界保健機構（WHO）や国連の定義では，高齢化率（総人口のうち65歳以上の高齢者が占める割合）が7％を超えた社会は「高齢化社会」，14％を超えた社会は「高齢社会」，21％を超えた社会は「超高齢社会」とされている。現在の日本は4人に1人は高齢者という状況のため，日本はすでに超高齢化社会に突入したことになる。

内閣府は，超高齢化社会のおける課題を以下のように示している。

1）「高齢者」の実態と捉え方の乖離
2）世代間格差・世代内格差の存在
3）高齢者の満たされない活躍意欲
4）地域力・仲間力の弱さと高齢者等の孤立化
5）不便や不安を感じる高齢者の生活環境
6）これまでの「人生65年時代」のままの仕組や対応の限界

上記6つの課題を解決することは容易ではない。そして，超高齢化社会は医療および福祉に多大な影響を与える。公認心理師は，認知症などの当事者の支援はもちろん，高齢者に関わる家族の支援や地域の支援者らとの連携が求められる。

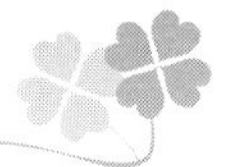

そのため，地域包括ケアシステムを理解する必要がある。地域包括ケアシステムとは，団塊の世代が 75 歳以上となる 2025 年を目途に，要介護状態となっても住み慣れた地域で自分らしい暮らしを人生の最後まで続けることができるよう，住まい・医療・介護・予防・生活支援が一体的に提供される仕組みのことを言う。高齢者の尊厳の保持と，自立生活支援が目的である。認知症高齢者に対しても，地域の特性を活かして，高齢者を地域で支えている仕組みを作っていく必要がある。また，平成 25（2013）年には，「認知症施策推進 5 か年計画（オレンジプラン）」が制定された。オレンジプランでは，社会全体で認知症の人を支える基盤として，認知症の人の視点に立って認知症への社会の理解を深めるキャンペーンや認知症サポーターの養成，学校教育における認知症の人を含む高齢者への理解の推進など，認知症への理解を深めるための普及・啓発の推進を図るものである。新オレンジプランでは，主に 7 の政策を掲げており，①認知症への理解を深めるための普及・啓発の推進（認知症サポーターの普及），②認知症の容態に応じた適時・適切な医療・介護等の提供（かかりつけ医の認知症対応力向上研修・認知症サポート医の養成研修の実施等），③若年性認知症施策の強化（若年性認知症コーディネーターの養成等），④認知症の人の介護者への支援（認知症カフェの設置の推進），⑤認知症の人を含む高齢者にやさしい地域づくりの推進（地域見守り隊の推進等），⑥認知症の予防法，診断法，治療法，リハビリテーションモデル，介護モデル等の研究開発及びその成果の普及の推進（病態や BPSD の解明，予防法，リハビリテーション法の確立），⑦認知症の人やその家族の視点の重視（当事者の主体性を尊重）となっている。公認心理師は，これら仕組みづくりをサポートする役割も求められる。そして，中心となって働きかけていくことはもちろんだが，この仕組みがうまく活用されるように，助言・指導していくことも求められる。

V　ひきこもりに対する福祉と医療

厚生労働省は，平成 21（2009）年度よりひきこもり対策推進事業を展開している。各都道府県に，ひきこもりに特化した専門的な第一次相談窓口としての機能を有する「ひきこもり地域支援センター」を設置している。ひきこもり地域支援センターでは，社会福祉士，精神保健福祉士，臨床心理士等ひきこもり支援コーディネーターが配置されているが，公認心理師も配置される可能性が高い。また，現在の支援コーディネーターとの連携は必要不可欠であろう。ひきこもり問

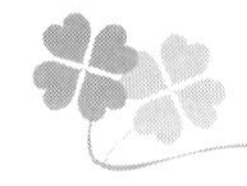

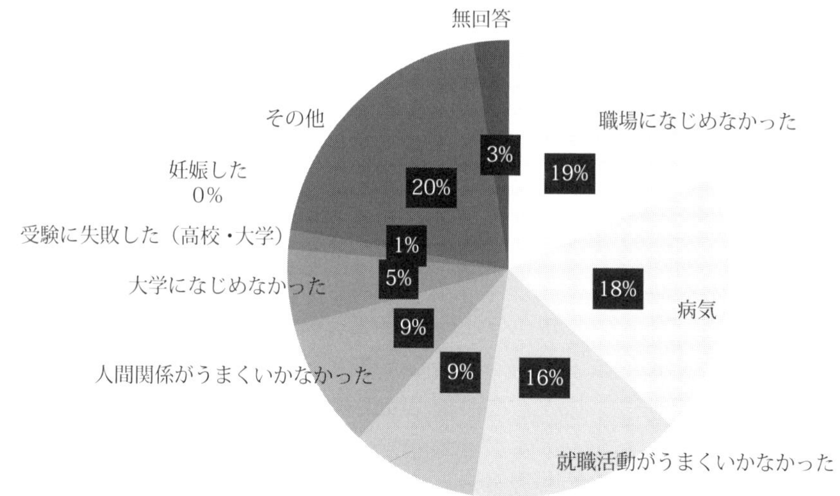

図１　ひきこもりの契機

題を抱える当事者は，精神的・心理的にも支援が必要な人が多く，公認心理師は，心理的側面から支援を実施する必要がある。また，必要に応じて支援コーディネーターにアドバイスすることも求められる。

ひきこもりは，引きこもり時間が長ければ長いほど，その状況を脱却することが難しくなる。また，ひきこもり当事者の年齢上昇に伴う，親の高齢化も深刻な問題である。ひきこもり支援には，医療と福祉の両面から支援していくことが重要であり，多職種連携と協働が求められる。

ひきこもり問題の解決には，ひきこもりの経験を持つピアサポーターによる支援も有効であり，ピアサポーターの養成にも，公認心理師は携わっていくことになるであろう。平成 25（2013）年度より，ピアサポーターの養成，派遣事業が始まっている。

Ⅵ　依存症に対する福祉と医療

人が「依存」する対象はさまざまあるが，代表的なものに，アルコール・薬物・ギャンブル等がある。このような特定の物質や行為・過程に対して，やめたくても，やめることをできない状態になることを依存症と言う。依存症の問題は，周囲の人が困ることであり，本人や家族が苦しんでいる状態であれば，改善のため

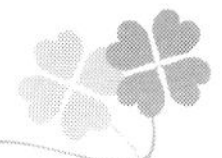

表１　薬物の精神的依存と身体的依存の強さ

種類	作用	精神依存	身体依存
コカイン	興奮	＋＋＋	－
覚せい剤	興奮	＋＋＋	－
ニコチン（タバコ）	興奮	＋＋	±
ヘロイン・モルヒネ	抑制	＋＋＋	＋＋＋
大麻	抑制	＋	±
有機溶剤	抑制	＋	±
アルコール	抑制	＋＋	＋＋
危険ドラック	抑制	＋	±

に公認心理師による支援が必要となってくる。

依存症治療には，依存症治療専門デイケア（ナイトケアも含む）や自助グループなどの利用が不可欠である。依存症治療専門デイケアでは，精神科専門医，看護師，心理職などのコメディカルスタッフが治療のサポートにあたる。アルコールや薬物への依存を専門とする医療機関が多いが，窃盗やギャンブルなどの行為を対象としたものを専門としている医療機関も存在する。プログラムはミーティングを中心としたものが多いが，認知行動療法を実施していることもある。自助グループでは，アルコホーリクス・アノニマス（AA）やダルク（DARC）などがある。元当事者だったスタッフが活躍していることが多く，ピアサポートの機能を持っている。ミーティングを中心にプログラムが構成されている。公認心理師は，薬物の依存特性などにも十分熟知し，支援を展開していく必要がある。

Ⅶ　エコロジカル的視点とストレングス視点

公認心理師の支援は，心理的な側面のみ止まらず，福祉的側面からも支援していくことになる。福祉的支援を実施するには，エコロジカル的視点とストレングス視点で支援を考えることが重要になってくる。そのため，エコロジカル的視点とストレングス視点について解説する。

エコロジカル的視点とは，生活問題を個人内の問題として捉えず，個人と環境の相互作用によって引き起こされているという視点で問題を捉える視点である。この視点の基本的な考え方は，ライフモデルを基礎として，人，環境，生活ストレッサー・ストレス，対処方法などに着目し，相互作用により問題解決を目指す

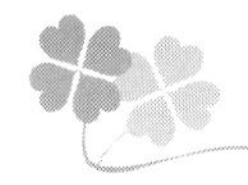

方法である。ストレングス視点とは，障害者や高齢者のように社会的に弱い立場の人であっても，潜在的能力，所有物，才能，将来性など，当事者が持っている強みに着目する視点である。そして，この２つの視点を持って，当事者が持っている，その素晴らしい力を引き出すことがエンパワメントである。公認心理師には，当事者個人を支援して，エンパワメントしていくことや，エンパワメントを促進させる組織・コミュニティーの支援，そしてピア・エンパワメントを促進させる支援が求められる。

Ⅷ　ダイバシティのための医療と福祉

人種や文化，生活習慣の違いなどを理解し，多文化共生していくことが，現在の日本では求められている。これまでの日本の社会福祉は，日本国籍を持たない外国人はさまざまな支援の対象外としてきた。しかし，全ての国民には，憲法25条により，健康で文化的な最低限の生活を営むことができる権利を有することを規定しており，これを保障するためにさまざまな福祉サービスの提供が求められる。また，外国人だけでなく，さまざまなマイノリティとマジョリティが融合できる社会が求められる。そのためには，医療サービスも福祉サービスもますますの充実が求められる。マジョリティの人たちは，自分たちの価値観をマイノリティの人にも当てはめやすい。それがステレオタイプの押し付けに繋がり，差別につながることになる。マイノリティが感じる差別感は，個人的要因と社会的要因から探って行く必要がある。公認心理師は，心理的側面にも，社会的側面にもアプローチしていくことが求められる。マイノリティの生きづらさを改善し，多様性を持った社会への働きかけが必要である。

近年，企業はダイバシティ・マネージメントに着目している。この考えは，多様性が企業の売り上げや発展に貢献し，それが強みとなり，高い競争力の源になるという考えに基づいている。これは多様性に基づくマネジメントで優位性があるとされる分野に，コスト，資源の獲得，マーケティング，創造性，問題解決，システムの柔軟性においての強みになるという考えである。そして，最近では事業の成長そのものを促す機会としてより質の高い人材確保のために必要とされるようになっている。公認心理師は，企業で活躍する当事者に対して，医療・福祉の両面から支援することはもちろんのこと，必要に応じて，企業へのコンサルテーションも求められる。

IX　公認心理師に新たに求められる福祉

これまでの心理専門職には，相談者の内面である心理的側面に対してのサポートは当然のように求められてきたが，福祉的側面からのサポートは，それほど求められて来なかった。これは，これまでの心理専門職と公認心理師との大きな違いであり，公認心理師には福祉的支援の知識と技量が求められる。これからの公認心理師には保健医療・福祉分野に置ける法規や制度の要約について学習していくことが求められる。福祉分野における支援は幅広く，法的政策に乗っ取った支援が必要となってくる。公認心理師は，医療的側面から心理支援をするだけでは職責を果たすことはできず，時には福祉的資源の活用や福祉政策に則った支援をすることが求められる。

X　医療法について

医療法は，日本の医療に関する提供体制を定める基本的な法律である。医療施設の基準を定める法律であるが，日本の医療の安全性を担保するために必要不可欠な法律と言える。本法は，医療を受ける国民の利益と保護，適切な医療を効率的に提供し，国民の健康に寄与することを目的としている。

医療法総則には，医療提供の理念が示されており，「医療を受ける者による医療に関する適切な選択を支援するために必要な事項，医療の安全を確保するために必要な事項，病院，診療所及び助産所の開設及び管理に関し必要な事項並びにこれらの施設の整備並びに医療提供施設相互間の機能の分担及び業務の連携を推進するために必要な事項を定めること等により，医療を受ける者の利益の保護及び良質かつ適切な医療を効率的に提供する体制の確保を図り，もつて国民の健康の保持に寄与することを目的とする」と示されている。医療を受けるものの利益を最優先にするという考え方である。また，本法は医療事故の調査制度についても定めており，医療安全支援センターの設置や，医療機関の安全管理・調査制度などを規定している。

XI　地域保健法について

地域保健法では，地域に密着し，地域保健対策に関する基本的指針を定め，保健所の設置や，そのほかの地域保健政策を進めている。健康増進法や感染症法など，さまざまな法律と関連があるが，ここでは，基本方針について触れて行く。本法の最も根幹的な機関は，保健所である。保健所は，疾病の予防，地域の衛生の向上，地域住民の健康の増進・保持に関する業務を扱う。都道府県，指定都市，中核市，特別区などに設置されている。名前が酷似した施設に保健センターがある。市町村保健センターは，健康相談，健康検査，保健に関する指導，地域住民のための保健に関する事業を展開する施設である。地域保健法に基づき，多くの市区町村に設置されている。

XII　障害者差別解消法

2013（平成25）年6月，障害を理由とする差別を撤廃することを目的として，「障害を理由とする差別の解消の推進に関する法律（以下，障害者差別解消法）」が制定され，2016（平成28）年4月1日から施行された。障害者差別解消法では，対象となる事業者が合理的配慮を行うことを義務付けている。対象となる事業者は公的機関（例えば行政や国立大学等）である。本法が制定された背景には，障害者の権利に関する条約が2006年に国連総会で採択され，障害に基づく差別の定義が明らかにされたことが影響している。障害者の権利に関する条約第2条の「障害に基づく差別」には次のように記載されている。「障害に基づくあらゆる区別，排除又は制限であって，政治的，経済的，社会的，文化的，市民的その他のあらゆる分野において，他の者との平等を基礎として全ての人権及び基本的自由を認識し，享有し，又は行使することを害し，又は妨げる目的又は効果を有するものをいう。障害に基づく差別には，あらゆる形態の差別を含む（合理的配慮の否定を含む）」。つまり，障害者への配慮は社会における必須事項であり，配慮可能であるにもかかわらずそれを行わないことは差別と考えられる。本法は初めて，「差別」という言葉を記載した法律となっている。どのような配慮が適切であるか，公認心理師にはコンサルテーションする必要が生じるであろう。公認心理師は，カウンセリング技術を有することはもちろん必須であるが，障害などによる不利を軽減するための配慮を提言することも求められる。

XIII　公認心理師に求められる合理的配慮の具体化

合理的配慮の具体化を提言するためには，障害の医学モデルから，社会モデル

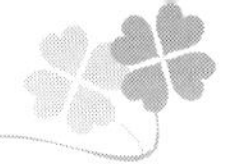

への変化を理解する必要がある。医学モデルでは，障害の機能改善を軸にして，リハビリテーションおよびトレーニングが重視される。精神障害の場合，精神面を強化し，精神疾患の再発予防に力を入れることになる。もちろん，精神面が安定し，当事者の生活の質（QOL）が向上することは，大変好ましいことである。感覚過敏等により，学校に行けない当事者児童がいた場合もまた，トレーニングし，学校へ行けるようになれば，それも素晴らしいことである。しかし，トレーニングの成果も虚しく，ほとんど成果が出ない当事者も存在する。その場合，個人モデルでは，社会参加はできなくなってしまう。それを解消するのが，障害の社会モデルである。社会モデルでは，障害となっている障壁は，社会が作り出しているという考えを持っている。例えば，上記のような感覚過敏を持っている当事者が，その過敏な感覚を抑えるために，サングラスとヘッドホンをつけて，感覚の刺激を抑制することができれば，当事者は学校に行くことができる。しかし，ほとんどの学校（特に義務教育）では，サングラスとヘッドホンを着用しての登校は認めないであろう。また，学内での着用や授業を受講する際にも着用が認められないと思われる。これは，学内でのサングラスとヘッドホンの着用が好ましくないという日本の文化が作り出した障壁であり，このような文化などが障壁になっていると考えられる場合には，公認心理師はその障壁の除去をすることが求められる。上記のような文化や思想などが障壁となっている場合，公認心理師は，国家に認められた専門家として，その配慮を実施する必要性とそれが合理的な理由について，専門知識を有さない一般人への説明をする能力が求められる。また，その合理的配慮が，当事者の今後の人生にどのように影響を与え，人生の質に大きな影響を与える理由も含め，説明する能力が求められる。内閣府は，合理的配慮のデータ集である合理的配慮サーチを公表している（2017 年 4 月 28 日現在）。しかし，障害者差別解消法の施行から，まだ時間が経過していないため，データ数はまだ蓄積されていない。そのため，公認心理師は，当事者の主体性をもとに，適切な合理的配慮を具体化することが求められる。

XIV　チーム医療と多職種連携

医学の進歩，高齢化の進行等に加えて患者の社会的・心理的な観点および生活への十分な配慮も求められており，医師や看護師等と公認心理師の連携，チーム医療とチーム福祉，そして医療福祉協働チームの連携の推進は必要不可欠である。医療福祉協働チームを推進する目的は，他職種間協働を図ることにより医療の質，

福祉の質の両方を高め，効率的な医療福祉サービスを提供することが可能になる。この協働チームが効率的に働くために，適切な心理アセスメントとその結果をチーム共有，チーム内コミュニケーションの促進，さまざまな情報の共有化，チームマネジメント，チームメンテナンス，支援者のケアが重要である。また，多くの支援者が一同に会することができない場合，適切な記録を作成し，共有しやすい環境づくりが必須である。

医療福祉協働チームを作って行くためには，互いに他の職種を尊重し，明確な目標を共有し，専門的技術を効率良く提供することが重要である。そのためには，カンファレンスを充実させることが必要であり，カンファレンスが単なる情報交換の場ではなく議論の場であることをチーム内で共有することが重要である。公認心理師は，チーム内で意見を出しやすい雰囲気を作っていく必要があり，そのためには，医療・福祉両方の知識を持ち合わせる必要がある。

これまでもチーム医療の重要性は問われてきた。しかし，心理職が福祉的ソーシャルワークを実践することは少なく，社会福祉士や精神保健福祉士が実践してきた。公認心理師には，ソーシャルワーカーらと共同で，福祉的アプローチをしていくことが求められるであろう。

これまで，医療情報は外部機関との共有をすることは難しかったが，これからは医療福祉協働チームの存在を明確にし，公認心理師はそのチームのリーダーとして現場で活躍することが期待される。また，チームの資質向上のためのスーパーバイズの実践も必要となってくるであろう。これまでのスーパーバイズは，職種ごとに実践されることが多く，ほとんどの場合は，同じ職種の先輩がスーパーバイザーを担ってきた。医療福祉協働チームでは，職種にとらわれず，より経験を積んだ医療福祉職の経験者からのスーパーバイズを受けることが重要であろう。また，経験を積んだピアサポーターからのスーパーバイズも，今後は必要になってくる可能性がある。

◆学習チェック表

□　医療福祉協働チームのために公認心理師が働きかけることとは？
□　合理的配慮の具体化に必要なこととは？
□　エコロジカル的視点とストレングス視点とは？

より深めるための推薦図書

平岡公一・杉野昭博・所道彦・鎮目真人（2011）社会福祉学（New Liberal Arts Selection）．有斐閣．

社会福祉の動向編集委員会（2018）社会福祉の動向 2019．中央法規出版.
岩崎晋也（2018）福祉原理―社会はなぜ他社を援助する仕組みを作ってきたのか．有斐閣.

文　献

藤田綾子・井村潤一・小山正編（2005）老人・障害者の心理．ミネルヴァ書房.
伊藤順一郎監修（2009）統合失調症の人の気持ちがわかる本．講談社.
岩波明（2017）発達障害．文春新書.
川島聡・飯野由里子・西倉実季ほか（2016）合理的配慮．有斐閣.
岡田忠克（2012）図表で読み解く社会福祉入門．ミネルヴァ書房.

第４部

災害時等に必要な心理に関する支援

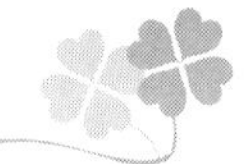

第 16 章

災害被災者の心理と支援

片柳章子・中島聡美・金原さと子

Keywords　災害，被災者支援，PTSD，うつ病，アルコール・薬物使用障害，悲嘆，災害後の心理プロセス，サイコロジカル・ファーストエイド，認知行動療法

I　はじめに

本邦では 1995 年の阪神・淡路大震災以降，災害後の被災者に対する「こころのケア」が重要視されるようになった。世界保健機構（World Health Organization；WHO）は災害を「影響を受けた地域の対処能力を大きく超える環境面，心理社会面の深刻な破綻」と定義している。地震，津波等の自然災害や意図的な行為に起因する戦争，テロリズム，銃乱射等の人為災害は，不測な事態で発生し，個人だけでなく地域や集団が被災する。大災害では，道路や鉄道が大きな被害を受け，物流の停止や食糧不足に加え，電気・水道・ガス等のライフラインが寸断される。これらの状況を背景に被災者は発生直後から避難生活による生活様式の変化，親族や友人の死，財産や家屋の喪失といったさまざまな身体的・精神的ストレスにさらされ，また多くの人は経済的・社会的苦境に陥る。したがって，被災者支援は生活全般を視野に入れた援助のありかたについて知悉しておくことが不可欠であるが，生活環境が改善したのちも精神的な影響はしばしば長期的に持続するため，心理的支援は長期的視点で行われることが重要である。本章では，そのような視点を踏まえ災害被災者の心理とその支援について解説する。

II　災害による心理学的問題

時間の経過とともに災害直後のショック状態から脱し自然回復していく人が増える一方で，被災者の 10 ～ 20％は中長期的な精神医学的問題を経験する（Galea et al., 2002）。被災者に多くみられるメンタルヘルスの問題として，心的外傷後ス

トレス障害（posttraumatic stress disorder；PTSD），うつ病，アルコール・薬物使用障害，持続性複雑死別障害があげられる。被災後に生じる主な心理学的問題を以下に記す。

1．心的外傷後ストレス障害（PTSD），急性ストレス障害（ASD）

被災直後は，多くの人が不安や恐怖，不眠などさまざまな精神的反応を呈する。ほとんどの場合，これらの反応は時間の経過とともに回復する一過性の反応（急性ストレス反応）であるが，中には，解離症状（情緒的・身体的な麻痺，周囲に対して非現実的な感覚）や，侵入症状，陰性気分，回避症状，覚醒症状等を呈する場合がある。DSM-5 診断の基準Ａとして，災害により実際にまたは危うく死ぬ，重症を負うような出来事へ曝露し，災害後１カ月以内の時点でこれらの症状が３日以上持続して認められる場合には，急性ストレス障害（acute stress disorder；ASD）と診断される。さらにこれらの症状のうち解離症状を除く症状が１カ月以上持続する場合には，PTSD と診断される。

PTSD は，以下の４つのカテゴリーにより構成される（DSM-5 の診断基準Ｂ～Ｅによる）。Ｂ）侵入症状（強い苦痛や生理反応を伴う侵入的想起，フラッシュバックや悪夢等），Ｃ）回避症状（心的外傷体験と関連する記憶，思考，感情の回避，およびこれらを呼び起こす場所や会話，状況等の回避），Ｄ）認知と気分の陰性の変化（過剰な罪悪感，否定的な認知［自己や他者，世界に対する過剰に否定的な信念］や陰性の感情状態の持続，健忘，疎隔感等），Ｅ）覚醒度と反応性の著しい変化（激しい怒り，自己破壊的行動，過度の警戒心，驚愕反応，集中困難，睡眠障害）である。これらの４つのカテゴリーの症状が１カ月以上持続し，著しい苦痛および生活や社会上の機能障害がある場合に PTSD と診断される。

PTSD の特徴として，うつ病やパニック障害等の不安障害，アルコールや薬物関連障害等の併存疾患が多いことや，自殺行動のリスクが高いことがあげられる（Norris et al., 2002）。また，長期的な予後として，生活の質の低下や認知症等の身体疾患のリスクが懸念されており，早期の治療が必要である。

2．うつ病

災害では，大切な人や，居場所（例えば，家や故郷，仕事，学校）の喪失が伴うことが多い。また，被災者は，「自分がすぐに行動すれば家族は助かったかもしれない」等，自然災害であっても，自分に責任を感じてしまうこともある。このような喪失体験や過剰な自責は，抑うつ状態の要因となりやすい。

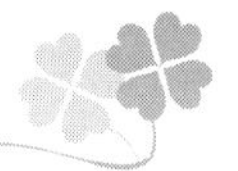

DSM-5 では，うつ病の主要症状として，抑うつ気分または日常生活における興味や喜びの喪失の持続をあげている。加えて，体重の減少や増加，不眠あるいは過眠，精神運動性の焦燥または制止，易疲労感，あるいは気力の減退といったものを含む生理的変化，無価値感，罪責感，集中力の減退と決断困難，自殺念慮と衝動を含めて死について繰り返し考える等の症状がある。主要症状を含む，５つ以上の症状が２週間以上継続し，職業や学業等への機能障害があり，物質や医学的疾患に影響を受けていない場合，うつ病と診断される。

うつ病は自殺行動と深く関連しているため，早期発見・介入が重要な疾患である。例えばキルパトリック Kilpatrick ら（2008）は，ハリケーン被災後の５～８カ月後と，１年後では，自殺念慮が 2.8％から 6.4％に増え，自殺企図は１％から 2.5％に増加したことを報告している。特に災害では，損失や死別を伴うため，被災者が生きることの意味や価値を失うような強い絶望感を感じ，自殺行動に結び付きやすいことが考えられ，被災者支援において自殺の危険性に関するアセスメントが重要であるといえる。

３．アルコール・薬物使用障害

アルコールや薬物（覚醒剤，カンナビス系薬剤，抗不安薬等）関連障害は，被災者にはしばしばみられる問題で，耐え難い不安な感情や不快な気分を麻痺させる回避行動の一つと考えられる（Jacobsen et al., 2001）。物質使用障害の症状として，①物質使用の制御困難（使用の中止や制御が困難等），②社会的障害（物質使用によって生じる対人関係や社会機能の悪化等），③危険な使用（身体的・精神的危機の状態でも使用を継続等），④薬理学的基準（使用耐性や離脱症状等）があげられる。トラウマ関連症状による情動の不安定さとあいまって破壊的な衝動性に至ることもある。

災害後の飲酒の増加については研究により結果はさまざまである。被災前のアルコールや薬物使用の既往，被災後に精神症状を発症，若年者でさらにサポートネットワークを失った場合，救援活動への従事，資源の重大な喪失等が，災害後，アルコール・薬物使用障害発生の危険性を高めることが指摘されている（Vlahov et al., 2002）。したがって災害後には，アルコール・薬物使用において上記のような危険因子のある人については，依存や乱用に発展しないよう注意を払う等の介入を検討する必要がある。

4．持続性複雑死別障害

災害では，同時に複数の喪失を体験する場合がある。そのため，被災者に悲嘆反応が現れる。悲嘆反応自体は自然な反応であり，精神疾患ではないが，一部の被災者は悲嘆反応が長期に持続することがあり，そのような病態は持続性複雑死別障害とよばれる。災害後，長期にわたる悲嘆症状を呈するのは5～20％という報告もある（Zisook et al., 2009）。持続性複雑死別障害の特徴的な症状は，分離に対する激しい苦痛と嘆き，故人へのとらわれ，死や故人に対する侵入的思考，人生への空虚感，死の受容の困難，自分自身の一部が死んだような感覚，他者に対して信頼感の喪失，自殺願望である。持続性複雑死別障害では，身体疾患（癌，高血圧，心臓病等）のリスクの増大や，社会的な機能の低下，生活の質の低下等が生じることが報告されている（Prigerson et al., 2009）ため，専門的な治療が必要であるとされている。

リンデマン Lindemann（1944）は，悲嘆反応への精神科医療マネジメントが適切であれば，予期される医学的疾患の発現だけでなく，遺族らの社会適応能力の低下の遷延と重篤な悪化も予防することが可能であると述べている。さらに，遺族らが喪の仕事を行うには，喪失に直面し，死別という苦痛な事実を受け入れ，悲しみや喪失感を認めること（喪失志向）と故人のいない世界に新たに適応していくこと（回復志向）の２つの対処行動が必要であり（二重過程理論）（Stroebe et al., 1999），そのためには，新しい行動パターンを獲得することを支援してくれる存在が必須である。悲嘆の回復には，このような周囲の支えが重要であり，心理師は遺族が，喪の仕事をすすめられるように，遺族の悲嘆に理解と共感を示し，信頼できる相談者としての役割が求められている。

Ⅲ　災害後の被災者の心理プロセス

被災者は，災害による精神的衝撃や，地域社会の機能障害によるストレスの影響を受けるが，そこから徐々に回復に至る人もいれば，図のような経過を辿る場合もある。以下に被災者の心理経過について記す。

1．急性期（災害後3～7日以内）

茫然自失し，判断力や現実感を失う等の急性ストレス反応をきたすこともあるが，被災者は事態を把握することに精一杯の状態で，精神保健上の問題はあまり

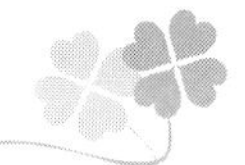

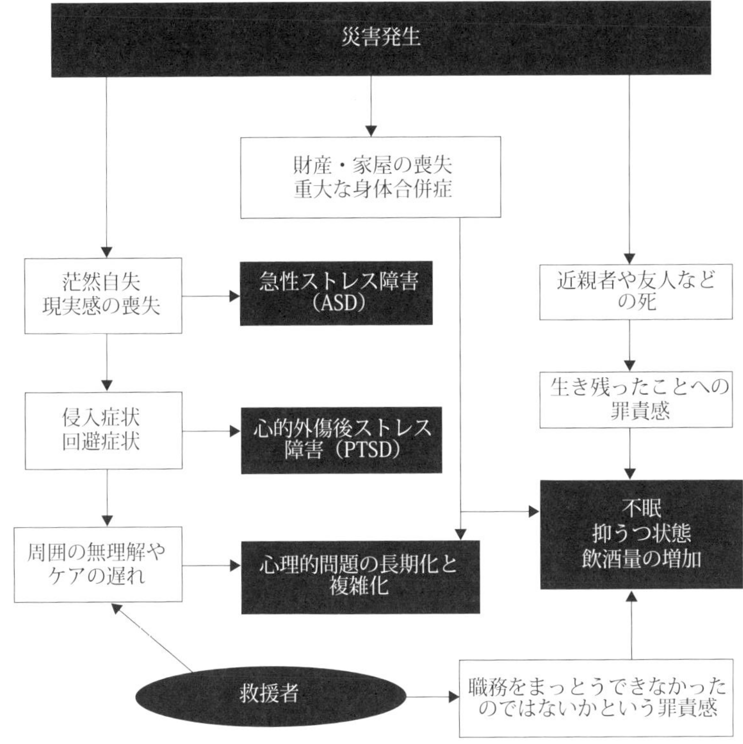

図1　災害のフローチャート（古賀（片柳）ら，2013より一部改変）

浮かびあがってこない。この時期では，身体的トリアージが最優先される。

2．亜急性期（災害後1～3カ月以内）

被災者は災害後の生活に適応したかに見え，被災の回復に向かって積極的に立ち向かう一方で，睡眠障害や辛い記憶に悩まされる等，PTSD症状や悲嘆反応といった精神保健上の問題も顕在化してくる。

3．慢性期（災害後3カ月以降）

回復の歩みへの個人差が顕著となり，災害前の日常生活を取り戻せない焦りから，回復の希望を失い，絶望感からの自殺企図や自暴自棄な行動，死別による深刻な悲嘆反応が出現し，抑うつ状態になる人が現れる時期である。

上記のように，災害直後や亜急性期では，社会機能の障害により日常生活上の

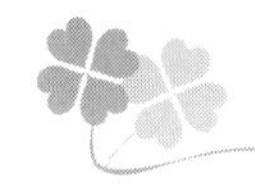

ストレスは増大している一方で被災者間の連帯感や外部からの支援により，被災者の孤立無援感は比較的軽い。ところが，時間の経過と共に被災者の心理的および経済的生活再建状況の個人差は拡大していき，災害脆弱者への支援の重要性が増す。心理師は，刻々と変化していく被災者のニーズを把握し，時期に応じた対策を立てる必要がある。

Ⅳ　災害被災者に対する心理社会的治療・ケア

1．サイコロジカル・ファーストエイド（psychological first aid；PFA）

PFA は災害の直後に，被災した子どもから大人まで多数の人々に対して行うことのできる心理社会的支援のための介入法である。そのマニュアルは，災害の背景や対象者によって複数開発されており，本邦では WHO 版と米国国立 PTSD センターらにより開発されたものが主に用いられており，前者は国立精神・神経医療研究センターらが（2012），後者は兵庫県こころのケアセンター（2009）が日本語版を作成している。

PFA は外傷的出来事によって引き起こされる初期の苦痛を軽減すること，安全や自己効力感の促進，急性ストレス反応に対する心理教育と正常化，被災者を地域社会や支援に繋ぐこと等，短期・長期的な適応機能と対処行動を促進することを目的としている（表１）。

ケスラーら（Kessler et al., 1995）の報告では，災害による PTSD 生涯有病率は男性 3.7％，女性 5.4％であり，ほとんどの人は PTSD には罹患しない。したがって，災害後は PFA の早期介入により被災者の自然治癒力を支持しながら，回復の促進要因を強化，阻害要因を排斥していき，その上でさらなる支援が必要な被災者へは専門的支援に繋ぐことが必要である。被災者やその家族は，症状を理解したり，情報を得ることによって，少し安心したり，先の見通しが立てられるようになる。彼らにとって，災害直後から心理教育や情報提供を受け「知る」ということが，今後の生活の方向性をも見出す手助けとなっていく。

しかし，一方で，PTSD をはじめとする精神疾患に至る被災者もおり，彼らに対しては，専門的治療が必要である。ここでは，PTSD に対するエビデンスのある治療方法を示す。

2．薬物療法

PTSD の薬物療法の第一選択薬としては，パロキセチン（Paroxetine）やセルト

表1　サイコロジカル・ファーストエイドの主要活動

1．被災者に近づき，活動を開始する：対応する際には，被災者を脅かすことのないように共感的に助けになるような関わりを持つこと
2．安全と安心感：当面の安全の確保を継続的に強化し，身体的，情緒的な安心を与える
3．安定化：情緒的に圧倒され取り乱した被災者に寄り添い，落ち着かせる
4．情報の収集――今，必要なこと，困っていること：緊急で必要とされていることと対応すべき懸案事項を明確化し，適宜情報を収集する
5，現実的な問題の解決を助ける：緊急で必要とされているものと，今後，懸念されることに対応するため，被災者に実践的な援助を申し出ること
6．周囲の人々との関わりを促進する：主たる支援者（家族，友人）と他の支援者（地域における支援者）との短期的あるいは継続的な関わりを助ける
7，対処に役立つ情報の提供：被災者が心理的衝撃に有効に対処するのに役立つと思われる情報を提供する
8．紹介と引き継ぎ：被災地を去る時には，支援関係を継続できるように他の支援者への引き継ぎを行う

ラリン（Sertraline）等の選択的セロトニン再取り込み阻害薬（Selective Serotonin Reuptake Inhibitor；SSRI）の有効性が実証されており，国際トラウマティック・ストレス学会（ISTSS）の治療ガイドラインでも推奨されている（Foa et al., 2009）。被災地では，被災者の不眠や不安に対して，ベンゾジアゼピン（Benzodiazepine）系の抗不安薬が投与されることが多いが，PTSDの患者に対しては，健忘などの解離症状を増悪させる可能性があるため，慎重な投与が必要である。

3．認知行動療法（Cognitive behavioral therapy；CBT）

PTSDに対する第一治療選択として，トラウマに焦点を当てたCBTが推奨されている（Foa et al., 2009; Bisson et al., 2013）。CBTは，PTSD症状そのものだけでなく，恥辱感や罪悪感，自己非難などの苦痛な感情への回避手段としてあらわれる自殺行動の問題（Bryan et al., 2016）の軽減にも寄与する。CBTとは構造化された，短期の，現在志向的な心理療法であり，非機能的な思考や行動を修正することで，感情の変化をもたらし，今抱えている問題を解決しようとするものである（Beck, 1964）。PTSD治療に対してエビデンスの示された代表的なCBTとしては①持続エクスポージャー療法（Foa et al., 2009），②認知処理療法等がある（Resick et al., 2017）。

①持続エクスポージャー療法（Prolonged Exposure Therapy；PE）

PEはフォア（Foa）博士によって開発されたPTSDの情動処理理論（Emotional Processing Theory）に基づいた治療法であり，1回90分，8～15セッション

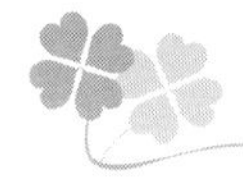

で組まれている（Foa et al., 2007）。情動処理理論では，PTSDとは恐怖条件付けによる反応が，回避行動等により消去されずに持続している病態であるとしている。したがって，PEでは，恐怖記憶に対する暴露（想像暴露）と恐怖刺激に対する暴露（現実暴露）を行うことで，実際には脅威ではなくなっている恐怖刺激への馴化をもたらし，同時に回避反応を持続させている否定的な認知の修正を行うことで，PTSD症状を改善させるものである。

②認知処理療法（cognitive processing therapy；CPT）

CPTは，リーシック（Resick）博士らによって開発され，週1回，50～60分のセッションを12回実施する（Resick et al., 2017）。毎セッションごとに治療で学んだスキルを日常生活において復習や練習するための宿題が課される。治療では，外傷的出来事を回避せずに向き合い，処理できていない考え，極端な思い込み等のスタックポイント（Stuck Points, SP；PTSDの回復を妨げ，患者を行き詰らせる考え）をみつけ，ほどよい考え方に調整していく。始めに，PTSDの構造やCPTの治療原理について心理教育を行い，外傷的出来事が自分の人生にどう影響したかについて筆記する宿題を課す（出来事の意味筆記）。出来事に伴って生じる思考と感情の繋がりを理解することを学び，患者が第三者的に自身の思考や感情を区別して客観視する力をつけていく。「考え直す力」を身につけるために，外傷的出来事に関する過去の認知，とくに自責感や罪悪感を生み出す同化のSPに焦点を当て認知再構成に取り組む。さらに，現在や将来に関しての極端な認知について考え直し，外傷的出来事の後，影響を受けたと考えられる5つのテーマ（安全，信頼，力とコントロール，価値，親密さ）について認知再構成を行う。新たに記述した“出来事の意味筆記”を読み上げ，以前の筆記との違いや考え方の変化に気づき，治療の成果や今後の課題，学んだスキルの継続を促す。CPTは，頭の中で蟠（わだかま）ったSPを書き出し，SPに対して認知再構成する中で，自分の思考パターンに気づき，自責や極端な考えから，新たなほどよい考えを見つけ出す作業を通して，最終的には患者自身が自分の治療者になることを目指している。

4．眼球運動による脱感作と再処理法（Eye Movement Desensitization and Reprocessing；EMDR）

EMDRはシャピロ（Shapiro）博士により考案された治療技法で，適応的情報処理モデルに基づいており，精神病理の問題は人生における外傷的出来事の記憶が十分に処理されず，その時に生じる強い感情や解離に影響され，不完全に処理さ

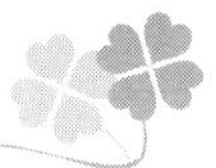

れたことにより生じると仮定されている（Shapiro, 2012）。患者は，均等な間隔で左右に振られる指を目で追いながら，不快な思いや記憶に対する考え，イメージ，感覚を思い出し，両側に注意を向ける動作がトラウマ記憶の情報処理を促すと考えられている。生育歴・現病歴の聴取，治療準備，評価，脱感作，植え付け，ボディスキャン，終了，再評価の８段階で構成されている。介入の主な部分は，評価と脱感作，ボディスキャンの過程で行われ，トラウマ体験記憶が処理されるまで繰り返される。EMDR は人生のトラウマ記憶を再処理して，情動，認知，身体感覚，行動変容を促し，良好な心身状態を取り戻すことを目的としている。

EMDR 技法も有効性に関するエビデンスが報告されている（Wilson et al., 1997）が，現時点では EMDR のメカニズムについては仮説段階に留まっており実証するまでには至っていない。今後の研究において，治療効果に関するエビデンスの集積およびその作用機序が明確に示されることが期待されている。

V　おわりに

以上，災害被災者に生じるさまざまな心理社会的問題とその支援について述べた。本邦では，1995 年の阪神・淡路大震災の発生以降，多くの災害が起こり，被災者の心理や介入についての知見が集積してきた。現在では，災害直後の緊急支援から中長期的支援まで，被災者それぞれの心理社会的回復プロセスに応じた支援活動が実施されるようになってきた。

被災者の回復のためには，被災者の生活の背景，災害の受け止め方，社会支援の程度，家族の状況，心身の全体的な健康度など考慮すべき事柄は多い。心理的ケアだけでなく，今後，専門職として一層の充実を図ることが求められている。被災者の支援にあたっては，心理師は，こころのケアについての十分な知識理解，また介入についての技能を身に着けることはもちろんであるが，被災者の置かれている全体的な問題を理解し，医師やソーシャルワーカー，保健師等の医療者間で協働しながら支援にあたることが必要である。

◆学習チェック表

- □　被災後に生じる主な心理学的問題について理解をした。
- □　災害後の心理プロセスについて理解をした。
- □　災害直後の被災者支援（サイコロジカル・ファーストエイド）について理解をした。
- □　PTSD へのエビデンスのある治療について理解をした。

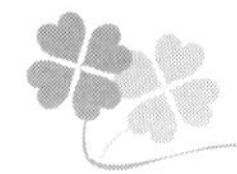

より深めるための推薦図書

日本臨床心理士会監修，奥村茉莉子編（2017）こころに寄り添う災害支援．金剛出版．

Stoddard, F. J. Jr., Katz, C. L., Merlino, J. P. (Eds.)（2009）*Hidden Impact: What You Need to Know for the Next Disaster: A Practical Mental Health Guide for Clinicians.* Jones & Bartlett Learning.（精神医学振興協会編，小谷英文監訳，東日本大震災支援合同チーム訳（2014）最新　大災害メンタルヘルスケアガイド：不測の衝撃―危機介入に備えて知っておくべきこと．金剛出版.）

Schnyder, U. & Cloitre, M. (Eds.)（2015）*Evidence Based Treatments for Trauma-Related Psychological Disorders.* Springer.（前田正治・大江美佐里監訳（2017）トラウマ関連疾患心理療法ガイドブック―事例で見る多様性と共通性．誠信書房.）

Foa, E. B., Keane, T. M., Friedman, M. J. et al.（2009）*Effective Treatments for PTSD, 2nd Edition: Practice Guidelines from the International Society for Traumatic Stress Studies.* Guilford Publications.（飛鳥井望監訳（2013）PTSD 治療ガイドライン 第２版．金剛出版.）

文　献

American Psychiatric Association（2013）*Diagnostic and Statistical Manual of Mental Disorders, 5th Edition DSM-5.*（高橋三郎・大野裕監訳（2014）DSM-5 ―精神疾患の診断統計マニュアル．医学書院.）

Beck, A. T.（1964）Thinking and Depression: II Theory and therapy. *Archives of General Psychiatry,* 10; 561-571.

Bisson, J. I., Roberts, N. P., Andrew, M. et al.（2013）Psychological therapies for chronic post-traumatic stress disorder (PTSD) in adults. *Cochrane Database of Systematic Reviews,* 12; Cd003388.

Bryan, C. J., Clemans, T. A., Hernandez, A. M. et al.（2016）Evaluating potential iatrogenic suicide risk in trauma ― Focused group cognitive behavioral therapy for the treatment of PTSD in active duty military personnel. *Depression and Anxiety,* 33; 549-557.

Brymer, M., Jacobs, A., Layne, C. et al.（2006）*Psychological First Aid: Field Operations Guide, 2nd Edition. National Center for PTSD and National Child Traumatic Stress Network.* http://www.nctsn.org/content/psychological-first-aid.（閲覧：2013 年６月９日）

Foa, E. B., Hembree, E., Rothbaum, B.（2007）*Prolonged Exposure Therapy for PTSD.* Oxford University Press.

Foa, E. B., Keane, T. M., Friedman, M. J. et al.（2009）*Effective Treatments for PTSD, 2nd Edition: Practice Guidelines from the International Society for Traumatic Stress Studies.* Guilford Publications.

Galea, S., Ahern, J., Resnick, H., Kilpatrick, D. et al.（2002）Psychological sequelae of the September 11 terrorist attacks in New York City. *New England Journal of Medicine,* 346; 982-987.

Jacobsen, L. K., Southwick, S. M., Kosten, T. R.（2001）Substance use disorders in patients with posttraumatic stress disorder: A review of the literature. *American Journal of Psychiatry,* 158; 1184-1190.

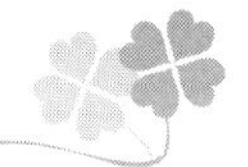

Kessler, R. C., Sonnega, A., Bromet, E. et al.（1995）Posttraumatic stress disorder in the National Comorbidity Survey. *Archives of General Psychiatry,* 52; 1048-1060.

Kilpatrick, D. G., Cougle, J. R., Resnick, H. S.（2008）Reports of the death of psychoeducation as a preventative treatment for posttraumatic psychological distress are exaggerated. *Psychiatry,* 71; 322-328.

古賀（片柳）章子・前田正治（2013）災害被災者・犯罪被害者の心理社会的問題と治療・ケア．In：津田彰・大矢幸弘・丹野義彦編：臨床ストレス心理学．東京大学出版会，pp.211-233.

Lindemann, E.（1944）Symptomatology and management of acute grief. *American Journal of Psychiatry,* 101; 141-148.

National Child Traumatic Stress Network & National Center for PTSD（2006）*Psychological First Aid: Field Operations Guide 2nd Edition.*（兵庫県こころのケアセンター訳（2009）サイコロジカル・ファーストエイド実施の手引き第２版．http://www.j-hits.org/psychological）

Norris, F. H., Friedman, M. J., Watson, P. J.(2002)60,000 disaster victims speak: Part II. Summary and implications of the disaster mental health research. *Psychiatry,* 65; 240-260.

Prigerson, H. G., Horowitz, M. J., Jacobs, S. C. et al.(2009)Prolonged grief disorder: Psychometric validation of criteria proposed for DSM-V and ICD-11. *Plos Medicine,* 6; e1000121.

Resick, P. A., Monson, C. M., Chard, K. M.（2017）*Cognitive Processing Therapy for PTSD, A Comprehensive Manual.* The Guilford Press.

Shapiro, F.（2012）*EMDR Therapy Training Manual.* EMDR Institute.

Stroebe, M. & Schut, H.（1999）The dual process model of coping with bereavement: Rationale and description. *Death Studies,* 23; 197-224.

Vlahov, D., Glalea, S., Resnick, H., et al.(2002)Increased use of cigarettes, alcohol, and marijuana among Manhattan, New York, residents after the September 11th terrorist attacks. *American Journal of Epidemiology,* 155; 988-996.

WHO（2011）*Psychological First Aid: Guide for Field Workers.*（国立精神・神経医療研究センター，ケア・宮城，公益財団法人プランジャパン訳（2012）心理的応急処置フィールドガイド．https://saigai-kokoro.ncnp.go.jp/pfa.html）

Wilson, S. A., Becker, L. A., Tinker, R. H.（1997）Fifteen-month follow-up of eye movement desensitization and reprocessing (EMDR) treatment for posttraumatic stress disorder and psychological trauma. *Journal of Consulting and Clinical Psychology,* 65; 1047-56.

Zisook, S., Shear, K.（2009）Grief and bereavement: what psychiatrists need to know. *World Psychiatry,* 8; 67-74.

索　引

た行

な行

は行

ま・や・ら・わ行

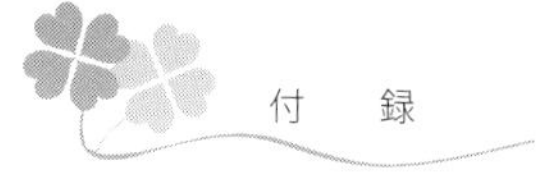

付録
大学及び大学院における必要な科目

○大学における必要な科目

A．心理学基礎科目

①公認心理師の職責
②心理学概論
③臨床心理学概論
④心理学研究法
⑤心理学統計法
⑥心理学実験

B．心理学発展科目

(基礎心理学)

⑦知覚・認知心理学
⑧学習・言語心理学
⑨感情・人格心理学
⑩神経・生理心理学
⑪社会・集団・家族心理学
⑫発達心理学
⑬障害者・障害児心理学
⑭心理的アセスメント
⑮心理学的支援法

(実践心理学)

⑯健康・医療心理学
⑰福祉心理学
⑱教育・学校心理学
⑲司法・犯罪心理学
⑳産業・組織心理学

(心理学関連科目)

㉑人体の構造と機能及び疾病
㉒精神疾患とその治療
㉓関係行政論

C．実習演習科目

㉔心理演習
㉕心理実習（80時間以上）

○大学院における必要な科目

A．心理実践科目

①保健医療分野に関する理論と支援の展開
②福祉分野に関する理論と支援の展開
③教育分野に関する理論と支援の展開
④司法・犯罪分野に関する理論と支援の展開
⑤産業・労働分野に関する理論と支援の展開
⑥心理的アセスメントに関する理論と実践
⑦心理支援に関する理論と実践
⑧家族関係・集団・地域社会における心理支援に関する理論と実践
⑨心の健康教育に関する理論と実践

B．実習科目

⑩心理実践実習（450時間以上）

※「A．心理学基礎科目」,「B．心理学発展科目」,「基礎心理学」,「実践心理学」,「心理学関連科目」の分類方法については，上記とは異なる分類の仕方もありうる。

○大学における必要な科目に含まれる事項

A．心理学基礎科目

①「公認心理師の職責」に含まれる事項
1. 公認心理師の役割
2. 公認心理師の法的義務及び倫理
3. 心理に関する支援を要する者等の安全の確保
4. 情報の適切な取扱い
5. 保健医療，福祉，教育その他の分野における公認心理師の具体的な業務
6. 自己課題発見・解決能力
7. 生涯学習への準備
8. 多職種連携及び地域連携

②「心理学概論」に含まれる事項
1. 心理学の成り立ち
2. 人の心の基本的な仕組み及び働き

③「臨床心理学概論」に含まれる事項
1. 臨床心理学の成り立ち
2. 臨床心理学の代表的な理論

④「心理学研究法」に含まれる事項
1. 心理学における実証的研究法（量的研究及び質的研究）
2. データを用いた実証的な思考方法
3. 研究における倫理

⑤「心理学統計法」に含まれる事項
1. 心理学で用いられる統計手法
2. 統計に関する基礎的な知識

⑥「心理学実験」に含まれる事項
1. 実験の計画立案
2. 統計に関する基礎的な知識

B．心理学発展科目

(基礎心理学)

⑦「知覚・認知心理学」に含まれる事項
1. 人の感覚・知覚等の機序及びその障害
2. 人の認知・思考等の機序及びその障害

⑧「学習・言語心理学」に含まれる事項
1. 人の行動が変化する過程
2. 言語の習得における機序

⑨「感情・人格心理学」に含まれる事項

1. 感情に関する理論及び感情喚起の機序
2. 感情が行動に及ぼす影響
3. 人格の概念及び形成過程
4. 人格の類型，特性等

⑩「神経・生理心理学」に含まれる事項
1. 脳神経系の構造及び機能
2. 記憶，感情等の生理学的反応の機序
3. 高次脳機能障害の概要

⑪「社会・集団・家族心理学」に含まれる事項
1. 対人関係並びに集団における人の意識及び行動についての心の過程
2. 人の態度及び行動
3. 家族，集団及び文化が個人に及ぼす影響

⑫「発達心理学」に含まれる事項
1. 認知機能の発達及び感情・社会性の発達
2. 自己と他者の関係の在り方と心理的発達
3. 誕生から死に至るまでの生涯における心身の発達
4. 発達障害等非定型発達についての基礎的な知識及び考え方
5. 高齢者の心理

⑬「障害者（児）心理学」に含まれる事項
1. 身体障害，知的障害及び精神障害の概要
2. 障害者（児）の心理社会的課題及び必要な支援

⑭「心理的アセスメント」に含まれる事項
1. 心理的アセスメントの目的及び倫理
2. 心理的アセスメントの観点及び展開
3. 心理的アセスメントの方法（観察，面接及び心理検査）
4. 適切な記録及び報告

⑮「心理学的支援法」に含まれる事項
1. 代表的な心理療法並びにカウンセリングの歴史，概念，意義，適応及び限界
2. 訪問による支援や地域支援の意義
3. 良好な人間関係を築くためのコミュニケーションの方法
4. プライバシーへの配慮
5. 心理に関する支援を要する者の関係者に対する支援
6. 心の健康教育

（実践心理学）

⑯「健康・医療心理学」に含まれる事項
1. ストレスと心身の疾病との関係
2. 医療現場における心理社会的課題及び必要な支援
3. 保健活動が行われている現場における心理社会的課題及び必要な支援
4. 災害時等に必要な心理に関する支援

⑰「福祉心理学」に含まれる事項
1. 福祉現場において生じる問題及びその背景
2. 福祉現場における心理社会的課題及び必要な支援
3. 虐待についての基本的知識

⑱「教育・学校心理学」に含まれる事項
1. 教育現場において生じる問題及びその背景
2. 教育現場における心理社会的課題及び必要な支援

⑲「司法・犯罪心理学」に含まれる事項
1. 犯罪・非行，犯罪被害及び家事事件についての基本的知識
2. 司法・犯罪分野における問題に対して必要な心理に関する支援

⑳「産業・組織心理学」に含まれる事項
1. 職場における問題（キャリア形成に関することを含む。）に対して必要な心理に関する支援
2. 組織における人の行動

（心理学関連科目）

㉑「人体の構造と機能及び疾病」に含まれる事項
1. 心身機能と身体構造及びさまざまな疾病や障害
2. がん，難病等の心理に関する支援が必要な主な疾病

㉒「精神疾患とその治療」に含まれる事項
1. 精神疾患総論（代表的な精神疾患についての成因，症状，診断法，治療法，経過，本人や家族への支援を含む。）
2. 向精神薬をはじめとする薬剤による心身の変化
3. 医療機関との連携

㉓「関係行政論」に含まれる事項
1. 保健医療分野に関係する法律，制度
2. 福祉分野に関係する法律，制度
3. 教育分野に関係する法律，制度
4. 司法・犯罪分野に関係する法律，制度
5. 産業・労働分野に関係する法律，制度

㉔「心理演習」に含まれる事項
（略）

㉕「心理実習」に含まれる事項
（略）

執筆者一覧

石垣琢磨（いしがき・たくま：東京大学大学院総合文化研究科）
稲谷ふみ枝（いなたに・ふみえ：久留米大学大学院客員教授）
片柳章子（かたやなぎ・あきこ：国立精神・神経医療研究センター認知行動療法センター）
金原さと子（かねはら・さとこ：パロアルト大学心理学部臨床心理学科）
菊池安希子（きくち・あきこ：武蔵野大学人間科学部人間科学科）
坂本真士（さかもと・しんじ：日本大学文理学部心理学科）
島井哲志（しまい・さとし：関西福祉科学大学心理科学部心理科学科）
鈴木伸一（すずき・しんいち：早稲田大学人間科学学術院）
田中江里子（たなか・えりこ：日本大学文理学部人文科学研究所）
田中芳幸（たなか・よしゆき：京都橘大学健康科学部心理学科）
丹野義彦（たんの・よしひこ：東京大学名誉教授）＝編者
津田　彰（つだ・あきら：久留米大学文学部心理学科）
中島聡美（なかじま・さとみ：武蔵野大学人間科学部人間科学科）
永田雅子（ながた・まさこ：名古屋大学心の発達支援研究実践センター）
野村　忍（のむら・しのぶ：早稲田大学名誉教授）
古村　健（ふるむら・たけし：国立病院機構東尾張病院社会復帰科）
細野正人（ほその・まさひと：東京大学大学院総合文化研究科）
松井三枝（まつい・みえ：金沢大学国際基幹教育院臨床認知科学）
松野俊夫（まつの・としお：日本大学板橋病院心療内科・日本大学医学部一般教育学系心理学分野）
三浦佳代子（みうら・かよこ：長崎純心大学人文学部地域包括支援学科）
宮脇　稔（みやわき・みのる：元大阪人間科学大学）
山田冨美雄（やまだ・ふみお：関西福祉科学大学名誉教授）

監修　野島一彦（のじまかずひこ：九州大学名誉教授・跡見学園女子大学）
　　　繁桝算男（しげますかずお：東京大学名誉教授・慶應義塾大学）

編者略歴
丹野義彦（たんのよしひこ）
1954年，宮城県生まれ，東京大学名誉教授，公認心理師。
1978年　東京大学文学部卒業
1981年　東京大学大学院人文科学研究科修士課程修了（文学修士）
1985年　群馬大学大学院医学研究科修了（医学博士）
群馬大学医療技術短期大学部助教授，東京大学大学院総合文化研究科研究科教授を経て現職。ロンドン大学客員研究員，日本学術会議会員などをつとめる。
一般社団法人公認心理師の会理事長，公認心理師養成大学教員連絡協議会会長，日本心理学会常務理事，日本認知・行動療法学会理事。
主な著書:「講座 臨床心理学 全6巻」（共編）東京大学出版会,「叢書 実証にもとづく臨床心理学 全7巻」（共編）東京大学出版会,「エビデンス・ベイスト心理療法シリーズ　全9巻」（監修）金剛出版,「認知行動アプローチと臨床心理学:イギリスに学んだこと」金剛出版,「公認心理師エッセンシャルズ」（共編）有斐閣,「臨床心理学」（共著）有斐閣,「医療心理学を学ぶ人のために」（共編）世界思想社,「エビデンス臨床心理学」日本評論社　ほか多数

公認心理師の基礎と実践⑯［第16巻］

健康・医療心理学

2021年1月31日　第1刷
2023年3月31日　第1刷

監修者　野島一彦・繁桝算男
編　者　丹野義彦
発行人　山内俊介
発行所　遠見書房
製作協力　ちとせプレス（http://chitosepress.com）

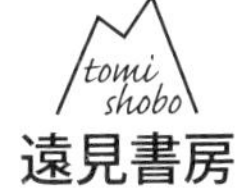

〒181-0001 東京都三鷹市井の頭2-28-16
TEL 0422-26-6711　FAX 050-3488-3894
tomi@tomishobo.com　https://tomishobo.com
遠見書房の書店　https://tomishobo.stores.jp/

印刷・製本　モリモト印刷

ISBN978-4-86616-066-5　C3011